Ich bin stärker

Sybille Urban

ICH BIN STÄRKER

Mein Leben
mit dem Krebs

ueberreuter

Dieses Buch widme ich meiner geliebten Tochter Janine,
verbunden mit der Bitte, alles, was mir nicht gelungen ist, zu verzeihen
und das Schöne und Gute im Herzen zu bewahren.
Du hast mein Leben unsagbar bereichert.

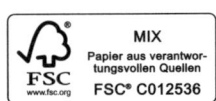

Das für dieses Buch verwendete FSC® zertifizierte
Papier EOS lieferte Salzer Papier, St. Pölten.

ISBN 978-3-8000-7569-0
Alle Rechte vorbehalten. Das Werk darf – auch teilweise –
nur mit Genehmigung des Verlages wiedergegeben werden.
Covergestaltung: BoutiqueBrutal.com
Coverfoto: © Thomas Northcut/Getty Images
Foto Blume Innenteil: © Brigitte Bossert
Copyright © 2013 by Verlag Carl Ueberreuter, Wien
Druck und Bindung: Druckerei Theiss, St. Stefan im Lavanttal
1 2 3 4 5   17 16 15 14 13
Ueberreuter im Internet: www.ueberreuter.at

Inhalt

Vorwort

Fast jeder von uns hat Angehörige, Freunde oder Bekannte, die von Krebs betroffen sind. Oder er ist sogar selbst mit dieser Krankheit konfrontiert. Wenn Sie daher dieses Buch in den Händen halten, könnten Sie sich fragen: Was kann mir dieses Buch noch bringen? Ist es nur eines der zahlreichen Beispiele einer Selbsterfahrung? Unterschätzen Sie es nicht. Es ist unsagbar wichtig, dass Zeugnisse wie dieses uns davon erzählen, dass wir nicht alleine sind, dass Unzählige sich mit derselben oder sehr ähnlichen Situationen auseinandersetzen müssen. Es sind die engagierten Patienten dieser Welt, die uns Ärzte durch ihren Mut und ihre Offenheit auf ein großes Potenzial aufmerksam machen: Sie führen Ärzte, Pfleger, Krankenschwestern, Heiler, Angehörige und Freunde hin zu einer integrativen Sichtweise der Onkologie. Das ist auch ein Ziel dieses Buches, geschrieben aus der Sicht einer in der Psychoonkologie sehr aktiven Frau, die nun selbst betroffen ist, die all die bekannten Phänomene von Auflehnung bis Akzeptanz durchmacht, um schließlich ihren eigenen Weg zu finden.

Als ich Sybille Urban kennenlernen durfte, hatte sie bereits eine Vielzahl von Begegnungen mit verschiedenen Vertretern und Institutionen des Gesundheitswesens hinter sich: mit Ärzten ganz unterschiedlicher Fachrichtungen, Kliniken, Heilern, ja, selbst mit Schamanen. Ich war als Vertreter der technisch hoch spezialisierten Medizin und Strahlentherapeut (der Fachbegriff Radio-Onkologie widerstrebt mir zutiefst) eher spät dazu gestoßen. Im Verlauf der Behandlungen haben wir viele, zum Teil ausgedehnte Gespräche geführt.

Um ganzheitlich integrativ-onkologisch zu betreuen, braucht es nicht nur Fachkompetenz, technisches Wissen, Kenntnis des neuesten wissenschaftlichen Stands, sondern auch ein feinfühliges Zugehen auf den Menschen, der Hilfe und Rat sucht. Ein Erfassen seiner Persönlichkeit, seiner Wünsche und Vorstellungen, seines Leidens aus seiner subjektiven Wahrnehmung heraus muss gekoppelt werden mit den objektiv fassbaren Tatsachen. Nur so kann man letztlich eine gemeinsame Strategie entwerfen, einen Therapieweg planen und dann auch begehen.

Neben sogenannten klassischen, etablierten Behandlungen wie Operation, Strahlentherapie, Hormontherapie und Chemotherapien mit Zytostatika erfahren in der heutigen, zunehmend digital vernetzten Gesellschaft auch alternative Heilverfahren immer mehr Beachtung. Dabei die Spreu vom Weizen zu trennen, ist für uns alle nicht einfach. Aber das mögliche Potential nicht zu erkennen oder zu akzeptieren, scheint mir noch schlimmer, als das Risiko eines Versuchs nicht eingehen zu wollen. Somit bedeutet das Erkennen auch zugleich ein Sich-Öffnen. Man muss auf Neues zugehen, will man nicht innerhalb der Grenzen der eigenen Disziplin erstarren. Diese Offenheit ist in allen Bereichen vonnöten, in denen Patienten betreut werden. Erst wenn das gelingt, verlassen wir dogmatische Theorien. Erst dann wenden wir uns wieder als Heiler den Ursprüngen unseres Berufes zu.

In den Anfängen der Menschheit wurde eine Erkrankung mit Magie, Mystik, unfassbaren Mächten und Kräften verbunden. Mittler zwischen diesen Welten war der Heiler, er war also zugleich Priester, Magier und Arzt in einer Person. Noch bis ins späte Mittelalter waren auch in unserem Kulturraum Medizin und Religion eng miteinander verknüpft. Wir müssen uns nur an das Bewahren des alten medizinischen Wissens in den Klöstern erinnern und an die zahlreichen Bücher von Mönchen oder Nonnen. Erst später begann durch wissenschaftliche Dialektik die Trennung zwischen Arzt, Religion und magischer Handlung. Dadurch waren die Wissenschaften nun frei von Einschränkungen und unbestreitbar erlangten sie große Erfolge. Das ist die eine Seite der Medaille. Andererseits hat das Abtrennen und Loslösen von religiösen oder magischen Vorstellungen aber tendenziell zu einer Verarmung des Patientenzugangs der Ärzte und Pfleger geführt, erst recht im zunehmend technisierten Alltag unseres digitalen Zeitalters. Bevor überhaupt mit dem Hilfesuchenden gesprochen wird, sind schon Laboruntersuchungen, Computertomografien usw. geplant, um rasch und effizient in der Diagnose und Behandlung vorwärtszukommen. Extreme Beispiele liefert die »Ersatzteilmedizin«. Hier kann die funktionelle Wiederherstellung eines Organismus sogar mit menschlichem, transplantiertem Gewebe erreicht werden, aber vor lauter Zeitnot und Hektik wird kaum mehr auf ganzheitliche Aspekte eingegangen. Täte daher eine Rückbesinnung auf unsere Ursprünge nicht gut? Heilung bedeutet letztlich immer das Einbeziehen körperlicher, seelischer und geistiger Ebenen. Gelingt es uns, Brücken aufzubauen, sie zu betreten und aufeinander zuzugehen, wird es nur zum Vorteil unserer Patienten sein.

In meiner bald 30-jährigen Erfahrung als Arzt und Strahlentherapeut habe ich Gleichgewichtszustände zwischen Körper und Krebs zu lesen gelernt. Der Arzt oder Heiler sollte sie nicht immer stören, sondern sie oft auch zusammen mit dem Patienten akzeptieren oder sogar fördern, um sie zu erhalten. Wir wissen noch viel zu wenig über das Potenzial der inneren Kräfte, sei es, dass sie zu Selbstheilungen, sei es, dass sie zu stabilen Zuständen beitragen können. Es braucht nicht immer therapeutischen Aktivismus, wenn es nichts zu verbessern gibt. Gelegentlich bedarf es der Kunst, nichts zu tun, und erst dann wieder zu handeln, wenn die Krankheit zu sehr überhand zu nehmen droht und es wirklich etwas zu verbessern gibt. Positive Einstellungen zu sich, zur Krankheitssituation, zum Arzt, Pfleger, Heiler, zu seiner Umgebung, Freunden, der Familie und dem Partner sind sicherlich ein Schlüssel zur Bewältigung aller auf uns zukommenden Ereignisse, seien es Unfälle oder Krankheit, aber auch Glück und Erfolg. Wichtig scheint mir aber auch, dass es keine Schuldzuweisungen geben darf, wenn es Rückschläge geben sollte oder die Krebserkrankung auf eine Methode nicht anspricht. Es ist nicht die Schuld des Erkrankten, es liegt nicht daran, dass er etwas falsch gemacht hätte, aber es ist auch nicht die Schuld des Therapeuten. Es sind zu viele Einflüsse noch nicht bekannt, und das Ziel, seinen eigenen Weg zu finden, sollte man nicht aus den Augen verlieren. Schuldgefühle führen nur zu negativer Energie, die wir ja in einer solchen Situation gerade überhaupt nicht gebrauchen können.

Sybille Urban versucht, mit ihren Erfahrungen einen ihr eigenen Weg aufzuzeigen, der sicher nicht für alle gelten kann. Aber ihr Plädoyer für mehr Mut und für Eigeninitiative darin, zusammen mit Fachärzten, die solchen Bestrebungen gegenüber offen sind, eine individuelle Lösung zu finden – das ist ein wesentliches Geheimnis des Erfolgs.

Sie hat mit sich gerungen, um Klarheit zu bekommen, hat gesucht, versucht und losgelassen und schlussendlich ihren Weg in diesem Buch beschrieben. Ich habe Sybille Urban als offene, diskussionsfreudige und ehrliche Betroffene erleben dürfen. Dabei hat ihr ihre Tätigkeit als Psychoonkologin einerseits helfen können, mit dem erlangten Wissen besser umzugehen. Andererseits kann es für einen Therapeuten umso schwieriger sein, nun auf der anderen Seite zu stehen. Anerkennen, dass man selbst Hilfe braucht, akzeptieren, dass die gleichen Prozesse des Ablehnens, Verneinens, Auflehnens und Annehmens auf einen selbst zutreffen, das wird nicht immer einfach gewesen sein. Vielleicht bedeutet das aber auch gerade eine Chance: Wer selbst einen solchen Weg finden und begehen musste, kann umso offener auf einen erkrankten Mitmenschen zugehen und ihm neue Möglichkeiten aufzeigen. In diesem Sinne wünsche ich Sybille Urban weiterhin die Kraft und den Mut, für ihre Sache einzustehen und weiterzugehen. Ihnen als Leser wünsche ich, dass dieses Buch Sie anregen möge, ebenfalls Ihren Weg beharrlich zu verfolgen.

Dr. Markus Notter
La Chaux-de-Fonds, 25. Januar 2013

»Eben war ich noch so stark ...«
Diagnose-Schock und Neuanfang

Seit der Diagnose Brustkrebs sind mehr als zwei Jahre vergangen. Die längsten und zugleich kürzesten Jahre meines Lebens. In meinem Arbeitszimmer habe ich das Exposé meines jüngsten Buches gefunden. »Krebs ist heilbar« lautet der Titel. Es ist die reale Geschichte von Herrn M., den ich als Lebensberaterin begleitet habe. Von der Diagnose Knochenkrebs im Endstadium bis hin zur Heilung. Seine Genesung strafte jede schulmedizinische Prognose Lügen. Er selbst bezeichnete sie als Wunder. Mir wiederum hat sie eindrucksvoll bewiesen, was möglich ist, wenn Patienten und Ärzte optimal zusammenarbeiten. Wenn Schulmedizin, Tiefenpsychologie und alternative Maßnahmen ineinandergreifen und ein tragfähiges Therapienetz bilden.

Ich fühlte mich bestätigt und schrieb mit Überzeugung und Begeisterung an diesem Buch. Wenn ich Passagen aus Herrn M.s Tagebuch einarbeitete, war es, als würde ich noch einmal alles mit ihm zusammen erleben. »Und du willst ein Mann sein?«, fragt er sich, als er angsterfüllt vor der Klinik steht. »Was geht denn hier ab?«, ruft er verzweifelt, als er nach einigen Irrtümern die richtige, niederschmetternde Diagnose erhält. Ein Jahr später heißt es: »Morgens, beim Betrachten meines Spiegelbildes, sehe ich einen überaus vitalen, glücklichen Menschen.«

Und ich? Wen sehe ich, wenn ich heute in den Spiegel blicke? Mein Leben ist heute ein völlig anderes. Ich bin nicht mehr diejenige, die Krebskranke auf ihrem Weg zur Genesung begleitet, ich habe selbst Krebs.

11

In den vergangenen zwei Jahren musste ich all meine früheren Gewissheiten überprüfen. Alles, was ich bis dahin als selbstverständlich hingenommen hatte: Gesundheit, eine tragfähige Partnerschaft, treue Freunde, finanzielle Sicherheit. All das habe ich inzwischen entweder verloren oder – und hier setzt dieses Buch an – mir selbst neu erarbeitet.

Es waren die Knochenschmerzen, die alles ins Rollen brachten, im April 2011. Eine Routineuntersuchung war es nicht, aber auch keine, vor der ich mich besonders gefürchtet hätte. Ich kam in die Praxis mit der üblichen Erwartung: Der Arzt sollte mein Problem lösen. Immerhin war es eine seltsame Empfindung. Seit der Wachstumsphase hatte ich vergessen, dass Knochen überhaupt wehtun können. Jetzt spürte ich es immer deutlicher, es begann mich in meiner Bewegungsfreiheit einzuschränken. Es wurde wirklich lästig. Zeit also, sich wieder »herstellen« zu lassen, wieder fit zu werden für den Alltag, den Beruf, die Familie, für die tausend Anforderungen, die ja nicht weniger werden.

Die Untersuchung dauerte lange. Der Arzt wurde immer stiller. Er schien noch nicht ganz sicher zu sein, klar war nur, dass es ernst war. Ich wurde zum Radiologen geschickt und eine Woche später wieder von meinem Hausarzt einbestellt. Er machte ein paar einleitende Worte und dann sagte er: »Brustkrebs.«

Die Diagnose flog mir um die Ohren. Ich hatte Mühe, Haltung zu bewahren. Kein Irrtum, kein Versprecher. Brustkrebs. Darauf war ich nicht gefasst gewesen, dafür hatte ich keine Reaktion parat. Es fiel mir schwer, die Diagnose auf mich zu beziehen. Während ich es versuchte, redete der Arzt von weiteren Schritten, die jetzt notwendig wären, möglichst bald. Vom Tumorwachstum, das man unter »Kontrolle« bringen müsste. Aber das Wort »Kontrolle« hatte für mich schlagartig seinen Sinn verloren. Wie alles, was dieser Arzt sagte. Wissen Sie überhaupt, was Sie da reden? Sie können doch nicht sagen: »Frau Urban, Sie haben Krebs« und fünf Minuten später: »Die nächsten Schritte sind ...«!

12

Ich sprach es nicht aus. Ich schwieg und ließ seine Reden an mir vorüberziehen. Als er endlich aufhörte, merkte ich es kaum. Genauso wenig wie ich merkte, dass meine rechte Hand Fädchen um Fädchen aus einer Naht an dem Stuhl zog, auf dem ich saß. Ich sah ihr dabei zu und begriff nicht, was sie tat. Ich begriff nichts mehr. Ich kann nicht einmal sagen, dass ich in einen Abgrund blickte. Bei einem Abgrund erkennt man wenigstens noch die Kante. Man blickt hinunter, ein kurzer Schreck, ein Schaudern, man tritt ein paar Schritte zurück, fertig. Von einem Abgrund kann man sich fernhalten. Ich aber stürzte, die Kante war längst hinter mir. Alles um mich herum schwankte, nichts war mehr sicher, nichts selbstverständlich. Ich selbst schwankte, löste mich auf.

Ich weiß nicht, wie ich an diesem Tag von der Praxis nach Hause gekommen bin. Irgendwie ging es. Und irgendwie musste es auch weitergehen. Die nächsten Tage verbrachte ich zwischen mechanischem Funktionieren und völliger Teilnahmslosigkeit. Ich erledigte, was im Haushalt eben anfiel, ich versorgte meine Tochter und meinen Lebenspartner. An Berufliches war nicht mehr zu denken, das war schlimm genug. Aber meine Familie kannte mich doch als lebenslustig, engagiert, optimistisch. Das hatten sie immer an mir geliebt. Ich war diejenige, die tröstete, die anderen Mut zusprach und weiterhalf. Ich konnte doch meine Rolle nicht aufgeben. Was wäre denn übrig geblieben von mir?

Heute weiß ich: eine ganze Menge. Ich habe viele Stärken wiederentdeckt, die lange verschüttet waren und sich erst jetzt wieder entfalten.

Damals schob ich die Frage beiseite. Ich erkannte mich nicht wieder. Von nächsten Schritten, von Therapiemöglichkeiten und -risiken wollte ich nichts hören. Das hätte ja bedeutet, zuzustimmen, mich auch noch einzulassen auf diesen hinterhältigen Anschlag der Krankheit, gewissermaßen mein Einverständnis zu geben. Nein. Es ging auch so. Noch jedenfalls konnte ich mir das vormachen. Ich wurde doch gebraucht! Meine Tochter war mitten in der Pubertät, ich konnte sie doch jetzt nicht ... Da zeigte sich zum ersten Mal der Gedanke in seiner ganzen Entsetzlichkeit: Ja, es ist möglich, dass ich sie allein lassen muss. Dass ich sterben muss. Es ist nicht nur möglich, sondern sehr wahrscheinlich. Sie war da, die Todesangst.

Ich weiß nicht, warum ich mir damals keinen Therapeuten suchte. Vielleicht war ich zu feige, vielleicht konnte ich mir nicht vorstellen, auch noch bei der psychologischen Betreuung plötzlich »auf der anderen Seite« zu stehen. Vielleicht glaubte ich insgeheim, einen Wissensvorsprung zu haben, genügend Kenntnisse, um auch diese Krise durchzustehen. All die guten Ratschläge, die bewährten Techniken, all meine Erfahrung im Umgang mit dieser Krankheit – sollten sie mir nicht helfen? Konnte ich nicht erwarten, dass ...

Nein, konnte ich nicht. Leider hatte ich zu diesem Zeitpunkt nicht die Stärke, mir meine Schwäche einzugestehen. Gerade wegen meines beruflichen Hintergrunds hätte ich erkennen müssen, dass ich mir nicht mehr selbst helfen konnte. Oder besser gesagt: dass ich es noch nicht konnte.

»Es ist keine Schande, wenn man in dieser Situation professionelle Unterstützung braucht.« Das hatte ich allen Patienten eingeschärft. »Es ist eine Selbstverständlichkeit. Sie geben damit nicht ihre Eigenverantwortung ab – Sie suchen sich jemanden, der Ihnen hilft, dieser Verantwortung wieder gerecht zu werden.« Davon bin ich nach wie vor überzeugt. Man kann sich nicht einfach »zusammenreißen« und weitermachen. Wenn man es dennoch versucht, schadet man sich nur zusätzlich. Je früher man Hilfe annimmt, desto besser. Aus heutiger Sicht käme ich nicht mehr auf die Idee, mich allein durchzulavieren.

Damals schien die Welt um mich herum stillzustehen. Leider war gerade das Gegenteil der Fall: Meine Zeit lief ab. Es hatte ja einen Grund, dass der Arzt von den nächsten Schritten sprach. Jede hinausgezögerte Entscheidung konnte mich mein Leben kosten. Auch jede unüberlegte. Ich brauchte mehr denn je einen klaren Kopf, Entschlusskraft und eine verlässliche Intuition. Und hatte nach dieser Diagnose natürlich nichts von alledem.

Ich machte es mir noch viel schwerer, als es hätte sein müssen. Zunächst suchte ich Hilfe bei Wolfgang, meinem Lebenspartner. Vergeblich. Er bemühte sich nach Kräften, aber er tat es auf seine Weise: Er zog sich zurück, um sofort alle erdenklichen Therapiemöglichkeiten zu recherchieren. Immer wieder kam er zu mir, erleichtert und hoffnungsvoll, wenn er etwas Erfolgversprechendes entdeckt hatte. Immer wieder wies ich ihn ab. Ich wollte nicht über meine Krankheit fachsimpeln, ich wollte getröstet werden. Und vor allem wollte ich nicht wahrhaben, dass diese Diagnose auch Wolfgang hilflos machte. Viel zu lange schlich ich herum, ich fühlte mich unverstanden, wusste nicht, wo ich anfangen sollte, meine erschütterte Welt neu zu befestigen. Ich misstraute meinem Körper und hatte jeden Zugang zu meinen Gefühlen verloren. Kurz: Ich zeigte alle Reaktionen, die für Krebspatienten in der ersten Phase nach der Diagnose so typisch sind. Und die sie so oft daran hindern, schnell und mit aller Kraft eine geeignete Therapie zu beginnen.

Als Psychologin weiß ich: All diese Reaktionen sind natürlich und verständlich (auch wenn man manchmal selbst über sie staunt). Man kann sie nicht unterdrücken oder diese schwierige Phase durch irgendeinen Trick abkürzen. Gerade in dieser Zeit braucht man seinen »verlorenen« Kopf und seine blockierten Empfindungen. Ein guter Therapeut macht auf das, was davon übrig ist, unermüdlich aufmerksam. Er zeigt seinen Patienten, wie sie einen neuen Zugang zu sich und ihren Gefühlen finden können.

Wo sollte ich denn anfangen, Stabilität zu gewinnen, wenn nicht bei mir selbst? Theoretisch wusste ich das. Praktisch hatte ich es vor lauter Angst vergessen, und ich hatte niemanden, der mich daran erinnerte. Als ich langsam aus meiner Schockstarre erwachte, hatte ich schon die ersten, fatalen Fehlentscheidungen getroffen.

Diese Erfahrung hat auch meine »Expertenposition« erschüttert. Erschüttert, wieder gefestigt und wesentlich bereichert: Ich kenne inzwischen die Innenperspektive. Wenn ich heute einen Ratschlag gebe, denke ich immer auch an das, was einen Krebspatienten (also auch mich) daran hindern könnte, ihn umzusetzen. Ich habe gelernt, mir realistische Ziele zu stecken und mich über Erfolge zu freuen. Inzwischen kann ich sehr genau unterscheiden zwischen fatalen Illusionen und lebenswichtigen Hoffnungen. Wirklich zufrieden bin ich erst, wenn ich alles für mich und mein Leben getan habe, was ich tun konnte. Und wenn ich Sie, liebe Leserin, lieber Leser, ermutigt habe, es genauso zu halten.

Leben lernen unter Todesangst: Was macht die Angst mit uns, was machen wir mit ihr

Wie oft habe ich von Krebspatienten gehört: »Eigentlich haben Sie recht, ich sollte …, aber ich kann nicht.« Für die drei Punkte lässt sich dabei fast alles einsetzen. Ob es darum ging, die Befunde sorgfältig zu lesen, darum, endlich mit dem Partner zu reden, oder »einfach nur« sich aufzuraffen, eine halbe Stunde unter Menschen zu gehen, Kraft zu schöpfen. Immer wieder tauchte da eine Grenze auf, selbst bei den tatkräftigsten, mutigsten Patienten.

»Wenn ich das nächste Mal solche Anwandlungen habe«, bat mich einmal Herr M., »setzen Sie sich einfach durch! Ich weiß ja, hinterher werde ich Ihnen wieder dankbar sein.« Ich nahm ihn beim Wort. Wenn ihn die Kräfte verließen, trug ich ihn vorsichtig, aber beharrlich Schritt für Schritt weiter. Der Heilungserfolg hat uns schließlich recht gegeben. Und trotzdem war es für mich ein seltsames Gefühl, gegen diesen inneren Widerstand meiner Patienten für sie zu kämpfen. Ich glaubte, mich in ihre Lage hineinversetzen zu können. Ihre Verzweiflung, ihre Ängste erschienen mir ja durchaus nachvollziehbar, erklärlich – und trotzdem blieb da immer dieser dunkle, widersinnige und überaus hinderliche Rest.

Inzwischen weiß ich, dass dieser Rest die Todesangst ist. Erst seit meiner eigenen Erkrankung kenne ich sie aus nächster Nähe und in all ihren Verkleidungen. Ich weiß, wie schwierig es ist, sich ihr zu stellen. Und wie notwendig.

Die erste Entscheidung nach meiner eigenen Krebsdiagnose traf ich unter Todesangst. Entsprechend fiel sie aus. Ich entschied mich dafür, meine Heilung ganz und gar Professor D. zu überlassen. Durch meine Arbeit mit anderen Krebspatienten kannte ich ihn, den renommierten Onkologen, aufgeschlossen auch für alternative Verfahren. Er würde schon wissen, was gut für mich ist.

Ich kann nicht behaupten, dass ich überhaupt keine Zweifel gehabt hätte, als er mir seinen Vorschlag erklärte. Ich sollte die erste adjuvante Probandin für ein noch nicht zugelassenes, aber sagenhaft wirkungsvolles Medikament werden. Doch, es gab Alarmsignale. Rückblickend betrachtet war da eine geradezu groteske Häufung von Alarmsignalen. Professor D. hatte soeben mit seiner Privatklinik Schiffbruch erlitten, sie war insolvent und bereits aufgelöst, als ich in seiner neuen Praxis mit der Therapie anfing. Ich wusste das und ignorierte es. Meine Therapie sollte 15 000 Euro kosten. Er stellte sie mir als absolut alternativlos dar. Andererseits beruhigte er mich, meine Lage sei gar nicht so dramatisch. Laufend erklärte er mich für »fast schon geheilt«. Und auch den letzten Rest der Krankheit sollte das neue, nebenwirkungsfreie Mittel niederringen. Seine Nebenwirkungen waren verheerend. Aber wenn es denn half ... Nein, das tat es nicht. Die Knochenschmerzen nahmen nicht ab, sie wurden stärker.

Ich kann die Verantwortung für meine Entscheidung nicht abgeben. Ich war es, die sie getroffen hat, und ich war es auch, die daran festhielt, trotz allem. Aber ganz offensichtlich war es nicht mein Wissen als Psychologin und Heilbegleiterin, das mich dabei leitete. Es waren nicht die 15 Jahre Erfahrung mit Krebspatienten, es war weder Vernunft noch Intuition. Hatte ich den Verstand verloren? Nein. Ich hatte Todesangst. Die Wirkung ist in etwa dieselbe.

Irgendwann merkte auch ich, wie »verrückt« ich gewesen war. Aber es half nichts, die Sache dabei bewenden zu lassen. Um nicht dieselben Fehler wieder und wieder zu machen, musste ich mir genau ansehen, was geschehen war.

Eine Chemotherapie hatte ich von vornherein abgelehnt. Durch meine Tätigkeit als Heilbegleiterin wusste ich, welcher Aufwand notwendig ist, um die Lebensqualität der Patienten unter diesen Bedingungen zu erhalten, und wie viele immer noch an den Nebenwirkungen der Chemotherapie sterben. Ich schloss diese Möglichkeit für mich rundweg aus. Ohne mich im Hinblick auf meinen speziellen Fall zu informieren, ohne ein abwägendes Gespräch, ohne mir die verschiedenen Formen der Chemotherapie überhaupt anzusehen.

Mit Professor D. zeigte sich ziemlich schnell eine Alternative. Daran klammerte ich mich. Es war die erste, die mir einigermaßen belastbar erschien. Und bald schon die einzige.

Heute kann ich diese Verengung meiner Perspektive als typische Wirkung der Todesangst durchschauen. »Siehst du denn nicht, dass ...« – so beginnen klassischerweise die Fragen von Außenstehenden. Aus ihrer Warte verständlich. Aber als Betroffene sehen wir tatsächlich nicht. Wir meiden die Entscheidungssituation, versuchen, sie »abzukürzen«, uns ihr nicht mit offenen Augen zu stellen. Und plötzlich sehen wir wirklich nur noch diesen einen Weg.

Nicht, dass wir uns die Entscheidung leicht machen, ganz und gar nicht. Wir wälzen das Problem um und um. Nur leider immer auf dieselbe Art und Weise. Ohne je einen Schritt zurückzutreten, ohne Überblick zu gewinnen und unsere Kriterien zu prüfen. Wir wälzen es weiter und verunstalten es damit bis zur Unkenntlichkeit. Irgendwann sind wir vollkommen frustriert, wir spüren ja, dass wir keinen Schritt vorankommen. Und dann geht es meistens ganz schnell.

Ich musste nur noch einmal kurz nicken, dann war ich befreit aus dieser schrecklichen Entscheidungssituation. Also nickte ich. Ich begab mich ganz und gar in die Obhut von Professor D.

Im Gegensatz zu mir waren ihm die Mechanismen meiner »Entscheidung« dabei offensichtlich bewusst. Denn er nutzte sie aus und verstärkte sie, indem er verkündete: »Eine Chemotherapie würden Sie nicht überleben.« Eine haltlose Behaup-

19

tung. Er sagte nicht: »Sie sind aus diesen und jenen Gründen vorgeschädigt, daher halte ich Ihr persönliches Risiko, eine Chemotherapie nicht zu überleben, für verhältnismäßig hoch, wir müssten abwägen zwischen ...« – Er sagte: »Das überleben Sie nicht!« Vordergründig bestätigte dieser Satz die Richtigkeit meiner Wahl. Gleichzeitig verstärkte er aber natürlich noch zusätzlich die Angst, die mich überhaupt erst in Professor D.s Arme getrieben hatte. Damit war meine Fehlentscheidung zunächst einmal zementiert. Ich fing jetzt an, sie zu verteidigen. Wider alle Vernunft. Nie im Leben würde ich einem anderen Patienten zu einer solchen Entscheidung raten. Wenn ich an fremden Betten sitze, fehlt ja auch dieser eine fatale Einfluss: Ich fühle zwar mit, aber ich habe keine Angst um mich selbst.

Psychologen fragen oft: Wie fühlen Sie sich bei dieser Entscheidung? Das sollte man unbedingt ernst nehmen. Es lohnt sich, noch ein zweites Mal hinzuschauen. Genau das wollte ich damals jedoch nicht. Ich war froh, meine Wahl endlich getroffen zu haben, wollte sie nicht gleich wieder infrage gestellt wissen. Es sollte jetzt nur noch »vorangehen«. Heute bin ich sicher, dass dieser zweite Blick das Schlimmste verhindert hätte. Ich wusste doch, wie die Fragen lauten: Hast du das Gefühl, dass diese Entscheidung deinen Handlungsspielraum erweitert? Oder verengt sie ihn zusätzlich? Fühlst du dich wohl damit? Frei? Oder noch ängstlicher? Weshalb? Hast du Verantwortung für dich übernommen oder sie weitergereicht?

Eine einzige davon, ehrlich beantwortet, hätte mich umgestimmt. Aber ich verweigerte jede Selbstreflektion und lief weiter in die Irre.

Dabei war ich ganz zu Anfang noch auf einer recht vielversprechenden Spur gewesen. Im Juni 2011 unterzog ich mich im Brustzentrum Köln der ersten Operation. 25 befallene Lymphknoten wurden entfernt. Die Brust blieb erhalten. Man schickte mir verschiedene Therapievorschläge und vor allem: die Befunde. Ich ignorierte beides. Ja, ich entschied mich für Professor D., ohne meine eigenen Befunde zu kennen.

Inzwischen ist es mir unbegreiflich, wie ich das fertiggebracht habe. Selbst einen meiner wichtigsten Ratschläge zu missachten, einen, den ich allen Patienten gebe, auch wenn sie nichts davon hören wollen: »Lesen Sie Ihre Befunde! Zur Not mit dem Fachwörterbuch in der Hand. Bis Sie wissen, was los ist. Wenn Sie es selbst nicht schaffen, lassen Sie sie lesen. Von Ihrem Therapeuten, einem Angehörigen oder einem Freund. Aber bitte, bitte ignorieren Sie sie nicht!«

»Wir machen keinen Hokuspokus«, hatte ich zu Herrn M. gesagt, als er anfing, von wundersamen Heilmethoden zu sprechen. Es war kurz nachdem man ihm mitgeteilt hatte, dass es weit ernster um ihn stünde als angenommen. Weitere Untersuchungen sollten folgen und die Diagnose Osteosarkom bestätigen. Herr M. wehrte sich. Ganz kopfscheu vor Angst wollte er nur eins: weglaufen. Ich verstand ihn damals sehr gut, dennoch unterbrach ich ihn. »Das Erste, was wir brauchen«, sagte ich, »ist eine solide Diagnose.« Er folgte meinem Rat und ging zurück ins Sprechzimmer. Das hat ihm möglicherweise das Leben gerettet.

Bei jedem (außer bei mir selbst) war ich diejenige, die auf einem Befund bestand. Er wird ja nicht besser, nur weil man ihn nicht liest. So erschreckend er auch sein mag, immer gibt er die entscheidenden Hinweise für mögliche Therapien. Ihn zu ignorieren ist einfach unverantwortlich. Aber ich muss akzeptieren, dass ich auch diejenige war, die all diese Hinweise in den Wind geschlagen hat.

Professor D. ging auf meine Befunde ebenso wenig ein. Es war wie ein stillschweigendes Übereinkommen zwischen uns, nicht an dieses heikle Thema zu rühren. Nach der Operation sei ich »zu 80 Prozent geheilt«. Eine aus der Luft gegriffene Zahl, bei einem derartigen Befall der Lymphknoten, ohne jede Begründung. Das war alles, was er dazu sagte. Aber die Zahl klang verheißungsvoll. Und dann holte er richtig aus. Das »Restrisiko« könne man rei-

21

nen Gewissens mit alternativen Methoden angehen. Die Chemotherapie sei – von allen Gefahren abgesehen – angesichts der 80 Prozent auch geradezu eine »Übertherapie«.

Ich muss zugeben, das Angebot von Professor D. war passgenau. Erstaunlich passgenau, wenn man es im Licht der Vernunft betrachtet. Vor der Behandlung ordnete er einen aufwendigen Bluttest an, bei dem festgestellt werden sollte, ob meine Zellen auf das Wundermittel ansprachen. Sie taten es »zu 100 Prozent«. Das übertraf jede chemotherapeutische Anwendung. Geradezu sensationell. Krebsmedikamente ohne Nebenwirkungen. Kein Haarausfall, kein Brechreiz, gar nichts. In ein paar Monaten wieder ganz die Alte.

Warum nur war ich bereit, diese Märchen zu glauben? »Sie, Frau Urban, als die erste adjuvante Probandin ...« – Statt Entsetzen spürte ich Auftrieb. Ich fühlte mich schon als Vorreiterin gegen die Qualen der Chemotherapie. Allein die Vorstellung, dass im Erfolgsfall auch andere Patienten eine echte Alternative hätten, gab mir Kraft. Ich hatte wieder eine Aufgabe, fast schon eine Verpflichtung. In meiner Begeisterung merkte ich nicht, dass das, was mir da so passend entgegenkam, keine Aufgabe war, sondern mein Selbstbild.

Ich als diejenige, die nie aufgibt, die immer noch etwas bewirken, immer noch anderen helfen kann. An dieser Rolle wollte ich mit aller Gewalt festhalten. Und Professor D. schien derjenige zu sein, der es mir ermöglichte. Gerade das hätte mich eigentlich stutzig machen müssen.

Ich habe Krebspatienten immer geraten, sich nicht an ihre alten Rollen zu klammern. Sie können einfach nicht mehr passen. In vielen Fällen ist es ganz offensichtlich: Niemand ist direkt nach einer solchen Diagnose noch der »selbstsichere Experte«, die »knallharte Geschäftsfrau« oder der »ewige Optimist«. Eine so schwere Erkrankung stellt den ganzen Menschen auf den Prüfstand, nicht nur den Körper, auch die Persönlichkeit, auch das Selbstbild.

22

Und darin liegt, bei aller Dramatik, eine enorme Chance. So schwer es einem fallen mag, es ist jetzt höchste Zeit, über seine alten Rollen hinauszuwachsen. Den Patienten genau dabei zu helfen, das habe ich in der Heilbegleitung als meine Aufgabe angesehen. Mit ihnen zusammen über ihre bisherigen Rollen nachzudenken, zu schauen, was davon wirklich zu ihnen passt, was den Kern, die Stärke ihrer Persönlichkeit ausmacht – und was sie im Gegenteil schon lange nur als Ballast mit sich herumschleppen, als unnötigen alten Kleidersack voller schlecht sitzender Kostüme.

Hat man es einmal wirklich angepackt, sind die Fortschritte in der Persönlichkeitsentwicklung oft erstaunlich. Gerade bei den Menschen, die am schwersten von der Krankheit betroffen sind.

Herr M. hat mir mehrmals gesagt, wie dankbar er sei, nicht nur für die Heilung, auch für die Selbsterkenntnis. Durch den Krebs und die Arbeit an der eigenen Persönlichkeit hat er Seiten an sich entdeckt, auf die er sonst vermutlich nie gestoßen wäre. Sein Leben nach der Krankheit ist wesentlich reicher und die Beziehungen zu seinen Mitmenschen sind intensiver als je zuvor.

Das Tragische ist: Wir fangen in der Regel zu spät mit der Persönlichkeitsarbeit an. Auch ich habe mir nach der Diagnose furchtbar viel Zeit gelassen damit. Warum halten wir die Pflege des Körpers für selbstverständlich – und die der Seele nicht? Warum warten wir so lange, bis es richtig viel zu tun gibt? Warum ist uns Seelenpflege nicht ebenso geläufig wie Zähneputzen?

Ein Grund ist sicher, dass uns und unserer Umgebung die »Beläge« auf der Seele nicht so leicht auffallen wie die auf den Zähnen. Ungenügende Körperpflege würde uns sehr schnell zum Außenseiter machen. Erst würde man uns einige Male sanfte Hinweise geben und, wenn das alles nichts hilft, uns meiden. Auch wir selbst würden uns buchstäblich nicht mehr wohl fühlen in unserer ungepflegten Haut. Und dann eben sehr bald doch wieder zu Zahnbürste und Duschgel greifen.

Ganz anders bei der Seele. Die Zeichen einer ungepflegten Seele können wir schon erkennen: Schwierigkeiten in der Kommunikation, Verkrampftheit, Lust- und Mutlosigkeit, allgemeine Reizbarkeit, plötzliche Überreaktionen bei bestimmten Themen, große, unbewältigte Ängste und so weiter. Es geht bis hin zu ganz offensichtlichen Alarmsignalen wie Schlafstörungen.

Und was tun wir? Wir sagen uns: »Na, kein Wunder bei dem Stress.« Und belassen es dabei. Wir fragen nicht, woher der Stress kommt. Oder höchstens oberflächlich. »Viel Arbeit.« Ja, sicher. Aber weshalb bringt sie mich dermaßen aus dem Gleichgewicht? Obwohl ich dasselbe Pensum vor einem Jahr leicht gemeistert habe? Das ist so absurd, wie wenn man sagt: »Zahnschmerzen – nun ja, kein Wunder bei dem ständigen Naschen« und dann weitermacht wie bisher. Wie man es dreht und wendet: Eigentlich ist es unverständlich, dass wir mit unserer Seele so fahrlässig sind. Viel zu schnell sagen wir: »Das ist eben eine kleine Macke, ich bin nun mal etwas aufbrausend, kann eben schlecht vertragen, wenn ...«, und prompt sind wir wieder bei den äußeren Gründen, die wir »leider nicht beeinflussen können«. Jeder Kratzer auf der Haut wird sofort desinfiziert, aber die auf der Seele lassen wir ungehindert größer werden. Bis sie Wunden sind, die uns bei jeder kleinsten Berührung aufschreien lassen. Und dann geben wir noch denjenigen die Schuld, die zufällig an die schmerzende Stelle gefasst haben.

Logisch ist das jedenfalls nicht. Andererseits haben wir oft einfach keine Ahnung, wie wir es anstellen sollen, unsere Seele zu pflegen. Jeder von uns war mit seiner Grundschulklasse beim Zahnarzt, um richtiges Zähneputzen zu lernen. Aber wer war beim Psychologen? Noch immer scheint Vorbeugung auf diesem Gebiet ein Fremdwort zu sein. Obwohl die Seele sicherlich nicht weniger anfällig ist als der Körper. Sind wir frustriert, fällt uns oft nichts Besseres ein, als uns abzulenken, einkaufen zu gehen, einen lustigen Film zu sehen etc. Das ist in etwa so hilfreich, als würden wir täglich Deodorant benutzen, aber nie Wasser und Seife.

24

Dabei ist unsere Nachlässigkeit auf diesem Gebiet eine ziemlich neue Erscheinung. Für unsere Großeltern war Seelenpflege oft noch selbstverständlich. Ob sie es immer geschafft haben, ist eine andere Frage, aber zumindest die Notwendigkeit war ihnen bewusst. Wenn nicht, half der Pfarrer nach. Sicher, die Kirche hat das auch als Machtmittel benutzt. Aber dass etwas einmal instrumentalisiert wurde, sollte kein Grund sein, es rundweg abzulehnen.

Nur, weil sie früher eine Domäne der Kirche war, heißt es nicht, dass wir die Seelenpflege ohne Verlust aufgeben können. In manch einem alten Stundenbuch steckt mehr Weisheit als in hundert modernen Ratgebern. Wer Seelenpflege für überflüssig hält, nur weil er der Kirche kritisch gegenübersteht, macht es sich zu einfach. Der Glaube hilft, Krankheiten besser zu überstehen, das wurde inzwischen in vielen Studien nachgewiesen. Ist man Atheist, sollte man sich trotzdem dafür interessieren, was genau eigentlich den Gläubigen hilft. Und dabei spielen Seelenpflege, Vertrauen und Hoffnung sicherlich entscheidende Rollen.

Ein besserer Mensch zu werden, das ist ein Leitgedanke aller Religionen, weil es ein zentraler Wunsch aller Menschen ist. Egal, ob Gläubiger oder Atheist, wir alle wollen oft besser sein als das, was wir im Alltag zeigen. Ehrlicher, geduldiger, vernünftiger, mutiger usw. Viele von uns leben anders, als wir eigentlich möchten, bei vielen von uns klafft diese Lücke. Sie kann Ansporn sein oder eine Quelle ungeheurer Frustration. Ansporn wird sie nur dann, wenn wir wissen, mit welchen Mitteln wir an uns arbeiten können. Und den Umgang mit diesen täglich üben.

Beim Krebs kommt hinzu, dass wir auch noch eine Seele pflegen müssen, die stark belastet und daher hoch empfindlich ist. Wir stehen durch die Diagnose unter Schock, haben Angst um unser Leben. Deshalb halte ich es für so wichtig, am besten gleich nach der Diagnose Hilfe zu suchen. Wenn man dann merkt: Ich komme schon allein zurecht, kann man ja jederzeit wieder darauf verzichten. Viele Patienten stellen allerdings nach anfänglicher Skepsis bald fest, wie entlastend diese Hilfe ist.

Dank ausgezeichneter Unterstützung und konsequenter Arbeit an mir selbst habe ich es inzwischen geschafft: Ich gehe nicht mehr mit ungeputzter Seele ins Bett. Mitunter ist es mir lästig, es fällt mir schwer, ich versuche, es so lange wie möglich hinauszuschieben, aber ich weiß, dass ich nicht darum herumkomme, wenn ich gesund werden will.

Zunächst ließ ich diesen Schritt allerdings aus. Ich ertrug es einfach nicht, mich ohnmächtig zu fühlen. Von Angst getrieben, versuchte ich sofort wieder, die Krankheit »in den Griff« zu bekommen. Ich wollte ihr überlegen sein. Dass ich mich dabei selbst betrog, auch um die Chance, meinen Handlungsspielraum in kleinen Schritten zu erweitern, das ahnte ich zwar, aber ich verdrängte es nach Kräften.

Auf jeder Ebene und zu jedem Zeitpunkt hatte ich allerdings im tiefsten Inneren Zweifel an dieser Therapie. Schon die rationalen Argumente allein hätten eigentlich ausreichen müssen, sie gar nicht erst anzufangen oder zumindest bald abzubrechen. Wie konnte Professor D. ein Medikament, das noch nie an adjuvanten Krebspatienten getestet worden war, als »nebenwirkungsfrei« bezeichnen? Woher kamen diese merkwürdigen Prozentsätze? Was war das für ein ominöser Bluttest, den ich dafür machen sollte? Wie konnte es sein, dass meine Schmerzen schlimmer wurden?

Gleich ganz zu Anfang stieß mich sogar Professor D. selbst mit der Nase auf eine solche Ungereimtheit. Er legte mir eine Erklärung vor. Ich sollte unterschreiben, dass ich »entgegen seinem medizinischen Rat« eine klassische Therapie ablehnte und freiwillig an der Studie teilnahm. Das machte mich stutzig: Entgegen seinem Rat? War er es nicht gewesen, der gesagt hatte: »Eine Chemotherapie überleben Sie nicht«? Kann man denn deutlicher abraten?

Er beschwichtigte: »Reine Formsache.« Ich vertraute ihm. Natürlich, er musste sich ja absichern. Es war ja möglich, dass andere seine Vorreiterrolle nicht zu schätzen wüssten, ja sicher, diese Bürokraten und Medizinverwalter, die verstanden doch gar nicht, welche Pionierarbeit wir hier leisteten. Zu jedem großen Fortschritt gehört eben Mut. Mit solchen Floskeln redete ich meine Zweifel nieder. Ich unterschrieb. Selbst als die Nebenwirkungen mich mit Wucht trafen, als die Magen- und Darmprobleme unerträglich wurden, als die Knochenschmerzen mich stärker und stärker quälten, fand Professor D. noch Wege, das alles schönzureden. Und ich folgte ihm.

Im Zustand der Angst streben wir nach Sicherheit, noch mehr als sonst. Rationalität bietet diese Sicherheit. Wenn die echte Rationalität an unüberwindliche Grenzen stößt, greifen wir bereitwillig zu pseudorationalen Argumenten. Davon hatte Professor D. einen geradezu unerschöpflichen Vorrat. Nebenwirkungen? – Wie schön, die Therapie schlägt an! Schmerzen? – Erstverschlimmerung, ein Beweis für die Wirksamkeit. Stärkere Schmerzen? – Ja, das spricht dann möglicherweise für eine unentdeckte Zweiterkrankung ... Ich will nicht wissen, was dieser Arzt gesagt hätte, wenn ich ihm unter den Händen weggestorben wäre.

Heute erkenne ich das Absurde, auch das Hilflose in diesen »Argumenten«. Es ist kaum zu fassen, welche Umdeutungen und Verrenkungen ich mitmachte, nur, damit es irgendwie passte. Auch das ist eine Wirkung der Angst: Man leugnet selbst Dinge, die nicht mehr zu leugnen sind. Zuerst verzerrt sich die Wahrnehmung und irgendwann verschließt man die Augen ganz und gar vor der Realität. Lieber sah ich in jedem Warnsignal eine Bestätigung, lieber glaubte ich an eine rätselhafte Zweiterkrankung (die aber sicher ganz harmlos wäre) als an das Versagen der Therapie.

Es ging bis hin zur Selbstverleugnung. Ich relativierte alles, was ich in meinem bisherigen Leben an Erfahrung gewonnen hatte. Wie weit ich mich von mir selbst entfernt hatte, zeigt schon ein einziger Satz: »Ist vielleicht doch bloß die Psyche.« Das sagte ich, als Schmerzen und Erschöpfung schier unerträglich wurden, als das Scheitern der Therapie schon längst offenkundig war. Ich, die ich sonst bei jeder Heilbegleitung die Psyche als ganz entscheidenden Faktor angesehen hatte, wischte all diese Zeichen einfach weg mit einer so bodenlos dummen Phrase.

Da ich ja als »fast geheilt« galt, sagte ich mir, ich müsse mich eben »ein bisschen zusammenreißen«. Ich fing sogar an, mich für meine Schwäche (die ja scheinbar kaum noch eine körperliche Ursache haben konnte) zu schämen.

Aus heutiger Sicht ist es natürlich leicht, diese Verwirrung zu erkennen. Aber auch damals schon war es nicht unmöglich. Ich glaube, jeder, der sich in einer solchen Situation befindet, hat ein untrügliches Gefühl dafür, dass er sich etwas vormacht. Die Manöver, mit denen wir versuchen, uns selbst zu täuschen, sind trickreich und mitunter erstaunlich originell, aber sie sind bei Weitem nicht perfekt. Außerdem sind sie kräftezehrend. So sehr, dass wir die Täuschung gar nicht rund um die Uhr aufrechterhalten können. Immer wieder blitzt da ein Stückchen Wirklichkeit hindurch. Wir müssen lernen, auf diese Momente zu achten.

Seit ich erkannt habe, wie weit meine Täuschung damals ging, baue ich gezielt vor. Nach jeder schwierigen Entscheidung frage ich mich: Wie viele Briefumschläge (die Befunde!) muss ich ungeöffnet lassen, wie viele Themen umschiffen, bei wie vielen Unterschriften zittert mir der Stift in der Hand? Eine gute Entscheidung hält dem Tageslicht stand. Sie können sie in aller Ruhe hin- und herwenden so oft Sie wollen und auch jene Alternativen gelassen betrachten, die Sie verworfen haben. Jedem guten Freund können Sie ausführlich erklären, was Sie dazu bewogen hat. Sobald Sie sich dabei ertappen, dass Sie etwas sagen wie: »Lass uns nicht drüber reden ... zu kompliziert ... ist jetzt eh zu spät«, wissen Sie, dass etwas faul ist.

Und selbst dann, wenn wir alle rationalen Zweifel »erfolgreich« verdrängt haben, gibt es noch einen anderen zuverlässigen Berater, der sich nicht so leicht übertölpeln lässt: unsere innere Stimme. Auch in Zeiten größter Angst und Bedrängnis ist sie bei uns. Wenn wir lernen, sie ernst zu nehmen, ist sie ein großer Schutz.

Mich warnte sie unermüdlich. Sie widersprach Professor D., sobald er den Mund aufmachte. Er beteuerte, ich sei so gut wie geheilt, sie sagte, ich sei sterbenskrank. Er sagte: »Einfach mal vertrauensvoll fallen lassen«, sie sagte: »Verschaff dir Klarheit!« Leider habe ich ihren Rat viel zu spät befolgt.

Herr M. war in dieser Hinsicht klüger. Wenn er sagte: »Ich will zwar im Moment gerade nicht ... aber setzen Sie sich durch, Frau Urban!«, dann tat er damit nichts anderes, als seiner inneren Stimme Gehör zu verschaffen. Ich wünschte, ich hätte es genauso gemacht.

Die Ausweichmanöver, die der Mensch unter Todesangst vollführt, bringen ihn fast zwangsläufig zu der schlechtesten Alternative von allen. Deshalb ist es so wichtig, sich der Angst zu stellen. Ich hatte panische Angst, und gerade durch sie bin ich dem, was ich so sehr fürchtete, immer näher gekommen: meinem Tod. Die Behandlung bei Professor D. dauerte von Mai bis Oktober 2011. Niemandem, der sich auch nur ein bisschen mit Krebserkrankungen beschäftigt hat, muss ich erklären, was ein solcher Zeitverlust bedeutet.

Kaum hatte ich mein Scheitern eingesehen, musste ich zurück: in genau die Entscheidungssituation, die mir schon beim ersten Mal solche Angst gemacht hatte. Nur, dass meine Ausgangslage jetzt noch schlechter war als vorher. Alles hing davon ab, dieses Mal den Therapieansatz besonnener zu wählen. Immerhin wusste ich jetzt, dass Selbstreflektion meine einzige Chance war.

Es war nicht angenehm, mich zu prüfen. Je mehr ich nachdachte, desto mehr Fragen tauchten auf: Warum war ich gleich bereit gewesen, zu glauben, dass eine Chemotherapie mich töten würde? Warum hatte ich keinem der Ärzte ganz konkrete Fragen gestellt? Warum nur hatte ich mir nicht vor Augen gehalten, dass es in der Krebstherapie keine einfachen Wege gibt? Und irgendwann stieß ich auf die unangenehmste Frage von allen: Konnte es sein, dass ich überhaupt nicht mehr leben wollte? Oder zumindest nicht mit ganzer Kraft? In der jüngeren Vergangenheit hatte es einiges gegeben, wovon ich mich überfordert gefühlt hatte. Möglicherweise hatte mir das viel von meinem Lebensmut genommen?

Natürlich gilt das nicht für alle Krebspatienten. Manche Menschen holt die Krankheit aus dem heitersten Leben und sie können diese Frage nach einem Mangel an Lebenslust sofort ehrlich von sich weisen. Aber unabhängig davon, ob die Dinge überwiegen, die einem das Leben wertvoll machen, oder die, die es einem vergällen – in dieser Situation ist es notwendig, für sich herauszufinden, was in einem unbedingt leben will und was nicht. Das schafft Klarheit und zeigt, worauf man sich konzentrieren sollte. Erst, als ich mir diese Frage endlich konkret gestellt hatte, konnte ich meinen restlichen Lebensmut zusammennehmen und einen neuen Anlauf wagen.

Schritt für Schritt gewann ich einen gewissen Überblick. Es gab also Schwierigkeiten, die mich mein Leben nicht rundweg bejahen ließen. Angst vor dem Tod hatte ich trotzdem. Ich habe sie immer noch. Aber inzwischen habe ich einen Vorteil: Ich durchschaue sie besser. Vorsichtig versuche ich von Zeit zu Zeit, diesen riesigen Block Todesangst in seine Bestandteile zu zerlegen.

Was genau macht mir die Vorstellung zu sterben so unsagbar schwer? Ich stoße vor allem auf die Angst vor dem Todeskampf. Vor einem langsamen, qualvollen Sterben. Außerdem ist da ein großer Schmerz, wenn ich daran denke, welches Leid mein Tod meiner Tochter zufügen würde. Wie viel Ungesagtes steht noch zwischen uns, wie viel will ich ihr noch mitgeben, vor wie vielen Gefahren sie noch beschützen ...

Diese Ängste sind nicht grundlos oder unberechtigt. Ich kann sie nicht einfach beiseiteschieben. Dennoch zeigen sie, so formuliert, zum ersten Mal Handlungsmöglichkeiten auf. Es gibt Wege, mit ihnen umzugehen. Ich kann mich auf meinen Tod, sogar auf einen Todeskampf, vorbereiten. Er muss mich nicht hinterrücks überfallen. Ich kann das Verhältnis zu meiner Tochter so gut es geht klären und ich kann auch sie auf meinen Tod vorbereiten. Das Schrecklichste an der Todesangst ist das Ohnmachtsgefühl. Wenn ich mir bewusst mache, aus welchen Ängsten sie sich zusammensetzt, und dann jede davon einzeln angehe, wird sich dieses Gefühl zumindest verringern.

Inzwischen habe ich die Verantwortung für mich übernommen und mein Ruder herumgerissen. Ob noch rechtzeitig, das muss sich zeigen. Jedenfalls werde ich es nicht mehr loslassen. Das war ein hartes Stück Arbeit. Und sie ist noch lange nicht abgeschlossen. Angst ist nicht etwas, das man ein für alle Mal überwindet. Wäre es nicht seltsam, gerade als Schwerstkranker, keine Angst zu haben? Aber man kann lernen, mit seiner Angst zu leben, ohne sich von ihr in die Enge treiben zu lassen. Dass mir das immer besser gelingt, ist ein großer Erfolg. Selbst wenn es zu spät sein sollte, ist er wichtig, denn er hat mir Kraft und Selbstbewusstsein gegeben.

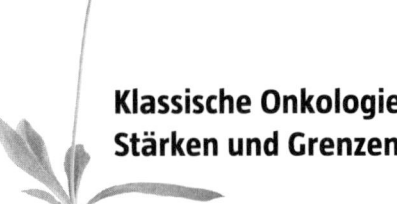

Klassische Onkologie:
Stärken und Grenzen

Meine Krankheit machte es mir nicht leicht, die guten Vorsätze zu beherzigen. Im September 2011, gerade, als ich wieder etwas Hoffnung geschöpft hatte, mich von der Enttäuschung über die Therapie von Prof. D. langsam erholte, mental und physisch wieder stärker wurde, stellte ich fest, dass meine rechte Brust rot und deutlich geschwollen war. Der Tumor war wieder da. Ich beschloss, das Rezidiv entfernen zu lassen. Für die Operation wählte ich das Brustzentrum Köln.

Aber das Rezidiv war es gar nicht, was dem Chirurgen die größten Sorgen machte – es war der Zustand der Haut. Spontan entschied er, eine Hautbiopsie zu entnehmen. Der Eingriff selbst war nicht schwierig, aber wir waren sehr beunruhigt. Diesmal hörte ich auf meine innere Stimme, auch wenn sie mir deutlich machte, dass da etwas sehr Unangenehmes auf mich zukam. Gerade deshalb ermahnte ich mich immer wieder, jetzt nicht davonzulaufen. Ich wertete es als Fortschritt, dass ich wieder Zugang zu meinen Gefühlen gefunden hatte, und stellte mich der Angst.

Jetzt gelang es mir auch, auf die Meditations- und Visualisierungsübungen zurückzugreifen, die ich oft mit Patienten gemacht hatte. Ich war nicht mehr bereit, mich von der Angst erdrücken zu lassen.

Kurz vor Weihnachten war dann klar, dass die Haut und das gesamte Lymphsystem befallen waren. Dass ich dem Tod deutlich näher war als dem Leben. Inflammatorischer Brustkrebs mit Lym-

32

phangiosis carcinomatosa, so lautete die vollständige Diagnose. Eine der heimtückischsten Formen. Nur bei ein bis drei Prozent der Krebskranken tritt sie auf. Von diesen ein bis drei Prozent sterben laut Statistik 77 Prozent in den ersten beiden Jahren nach der Diagnose, der Rest innerhalb von fünf Jahren. Die wenigen Patienten, die länger durchhalten, fallen statistisch nicht ins Gewicht.

Jetzt gab es kein Schönreden mehr. Die Situation war zum Verzweifeln. Dennoch gelang es mir, einzusehen, wie wichtig es war, dass ich endlich Gewissheit hatte. Und dem Chirurgen, der sofort die Biopsie gemacht hatte, aus ganzem Herzen zu danken.

Inzwischen hatte ich auch einen neuen Onkologen in meiner Nähe gefunden, Dr. H. Er ist ein Arzt mit großer Erfahrung und Herzenswärme. Ihm fiel die Aufgabe zu, mir kurz vor den Feiertagen klarzumachen, dass er keine Wahlmöglichkeit mehr sah. Entweder ich würde sofort eine intensive Chemotherapie beginnen oder ich würde in kürzester Zeit sterben, davon war er überzeugt. Er vermittelte es mir liebevoll und gleichzeitig sehr bestimmt.

Ich war also mit Haut und Haar in der klassischen Onkologie angekommen. Noch immer ist hier die Chemotherapie das wichtigste Instrument. Dabei ist es nicht nur für Laien schwierig, die Risiken und Chancen dieser Therapieform richtig einzuschätzen. Ihre Nebenwirkungen sind immens. Und ihre Wirksamkeit hängt von der Art des Tumors, von der körperlichen und psychischen Verfassung des Patienten und ganz wesentlich vom Stadium der Erkrankung ab. Dieser letzte Faktor sprach bei mir nicht gerade für gute Erfolgsaussichten, mein Krebs war sehr weit fortgeschritten.

In jedem Fall sicher ist nur eine einzige Wirkung der Chemotherapie: Sie spült eine Menge Geld in die Kassen der Ärzte und Pharmazeuten. Gerade mit uns, den beinahe oder schon offiziell »Austherapierten«, wird oft ein derartiges Schindluder getrieben, dass man als Patient leider auch solche fachfremden Aspekte im Auge behalten muss.

In diesem Zusammenhang muss ich noch ein letztes Mal Professor D. erwähnen, der aus der Ferne weiterhin Ratschläge erteilte. Denn sobald er Wind von der Sache bekommen hatte, bot er an, die Chemotherapie doch selbst durchzuführen, er habe sich da möglicherweise getäuscht und so sicher sei das vielleicht doch nicht, dass ich bei dieser Art der Therapie sterben würde.

Bei Dr. H. konnte ich allerdings ausschließen, dass finanzielle Überlegungen eine Rolle spielten. Er war einer von vielen Ärzten, die nicht so sehr schillern und auffallen wie Professor D., aber dafür bis zum Äußersten um das Leben ihrer Patienten kämpfen. Ich war überzeugt, er wollte mir unbedingt helfen und sah einfach keine andere Möglichkeit als die Chemotherapie. Ich auch nicht.

Über den bisherigen Therapieverlauf war Dr. H. fassungslos. Und wohl auch über mein naives, passives Verhalten. Aber es nützte ja nichts, und er war bereit, von vorn anzufangen.

Das Brustzentrum Köln riet mir, die Brust möglichst bald amputieren zu lassen. Als Termin war der 10. Januar 2012 festgelegt, die Operation sollte von demselben Chirurgen geleitet werden wie die erste, im Juli 2011, bei der mir der Tumor in der Brust und die 25 befallenen Lymphknoten entfernt worden waren.

Ich fühlte mich nach all diesen Hiobsbotschaften wie gelähmt. Dennoch gelang es mir, die Erstarrung zumindest so weit in den Griff zu kriegen, dass ich endlich bereit war, sämtliche Befunde zu studieren. Und was ich da las, irritierte mich. Dort stand es schwarz auf weiß, für jeden nachzulesen und das seit sechs Monaten: Inflammatorischer Brustkrebs mit ausgeprägter Lymphangiosis carcinomatosa. Der Pathologe, der das Gewebe während der Operation (Schnellschnitt) untersucht hatte, hatte keinen Zweifel an seiner Diagnose gelassen. Der Chirurg hatte in der Tumorkonferenz behauptet, er habe im gesunden Bereich operiert. Offensichtlich hatte auch er den Befund des Pathologen nie gelesen.

34

Jetzt wollte er hier ein zweites Mal hineinoperieren. Das würde dem Befall weiterer Organe Tür und Tor öffnen. Einen Fehler dieser Art konnte ich mir nicht leisten. Ich sagte den OP-Termin ab und begann mit der Chemotherapie bei Dr. H.

Mein Mann führte mich in die onkologische Tagesklinik. Obwohl ich glaubte, dass die Entscheidung für diese Therapie richtig war, fühlte ich mich wie auf dem Weg zum Schafott. Das Einzige, was mich aufrechterhielt, war der Wunsch, Weihnachten mit meiner Familie zu feiern. Vielleicht zum letzten Mal. Dr. H. begrüßte mich aufmunternd. Er und seine Assistenzärztin strahlten Sicherheit aus, Verantwortungsbewusstsein. Ganz langsam kehrte die Hoffnung zurück. Jedenfalls war ich motiviert, all meine Kräfte zu mobilisieren und die sechs Zyklen der Chemotherapie durchzustehen.

Mir wurde ein schönes Zimmer zugeteilt, ich machte es mir im Bett bequem und schaute aus dem Fenster. Der Schnee fiel in dichten Flocken. Ich erinnerte mich an die Visualisierungsarbeiten, die ich bei meinen »Schützlingen« angewandt hatte. Ganz spontan entstand in mir ein Bild: Die Schneeflocken wurden zu weiß strahlenden Sternen und deckten all meine gesunden Zellen ab. So waren diese Zellen vor der schädigenden Wirkung der Chemotherapie geschützt. Vollkommen ruhig und entspannt lag ich da. In regelmäßigen Abständen kam die Assistenzärztin und schloss Infusionen an. Dr. H. begleitete ihr Tun mit wachsamen Blicken. Ich konzentrierte mich auf meine Atmung und wandelte Schneeflocken in Sterne um. Ein lange Zeit nicht mehr gekanntes Gefühl: sicher, geborgen und auf dem richtigen Weg zu sein.

Ich schien die Therapie gut zu vertragen. Dr. H. war so gelassen, dass selbst das anschließende Gespräch über die vielen noch vor uns liegenden Schritte mich nicht beunruhigte, sondern mir sogar Hoffnung gab. Es würde ein langer Weg mit vielen Hürden werden, aber zum ersten Mal lag er klar vor meinen Augen. Ich war entschlossen, so weit darauf zu gehen, wie ich eben konnte.

35

Keinen Schritt weniger. Wir würden Weihnachten feiern, zusammen, zu Hause. Das war ein großes Glück und wir wussten es zu schätzen. Intensiver als je zuvor spürten wir die Vorfreude. Es wurde ein wunderbares Fest.

Obwohl ich die Chemotherapie mit Tabletten fortsetzen musste, hatte ich über alle drei Weihnachtstage kaum Probleme mit Nebenwirkungen. Allerdings fielen die Leukozyten stark ab und Wolfgang musste mir Injektionen geben.

Beim zweiten Zyklus, diesmal mit einer zusätzlichen Substanz, setzte ich meine Visualisierungsübungen fort. Außerdem legte ich meine Finger in Kühlbeutel und nahm einen Eiswürfel in den Mund. Nein, kein Hokuspokus. Nur Recherche: Nachdem beim ersten Mal meine Fingerkuppen taub geworden waren, hatten wir nachgelesen, dass man diese Nebenwirkung durch Kühlung erheblich abmildern könne und dass dieses Prinzip auch für die Schleimhäute gelte. Tatsächlich: Es war nicht angenehm, aber es wirkte. So gewappnet überstand ich auch diesen Zyklus ohne Probleme. Die zweite Hürde genommen, quasi im Spazierschritt.

Ich konnte es kaum fassen. Und sollte damit recht behalten. Nach zwei Tagen kamen die Nebenwirkungen. Ein unvorstellbarer Brechdurchfall. Die ganze Nacht verbrachte ich auf der Toilette. Von Krämpfen geschüttelt betete ich, dass es endlich hell würde, damit wir zu Dr. H. fahren könnten. In den ersten Morgenstunden kam auch noch hohes Fieber und mit ihm die Todesangst. Völlig zermartert schleppte ich mich in die Praxis. Aber Dr. H. schaffte, was ich kaum zu hoffen gewagt hatte: Er hatte die kritische Situation erstaunlich schnell im Griff.

Lange Zeit sah es jetzt gut aus. Natürlich schwächte mich die Chemotherapie, aber die Nebenwirkungen waren bei Weitem nicht so gravierend, wie ich befürchtet hatte.

Ich fing an, mich zu stabilisieren. Erst nach dem vierten Zyklus mehrten sich die Zeichen, dass etwas nicht stimmte. Ich fühlte einen festen Strang unter der Haut. Wie eine Perlenkette zog er sich von der Brust in Richtung Achselhöhle. Dr. H. untersuchte ihn mit Ultraschall und veranlasste eine PET (Positronen-Emissions-Tomografie), um Fernmetastasen auszuschließen. Dann hieß es auch hier noch einmal: Entwarnung. Nach allen Befunden konnte man davon ausgehen, dass es sich um Narbengewebe handelte, vergleichsweise harmlos.

Eines Morgens, im Mai 2012, kurz nach dem fünften Zyklus, ein zufälliger, flüchtiger Blick in den Spiegel: feuerrote Haut. Ich konnte es nicht fassen. Da war nur noch Entsetzen, nur noch Angst. Ich starrte mein Spiegelbild an, ungläubig, wütend, verzweifelt. Wie konnte das sein? Vor wenigen Tagen erst die fünfte Chemotherapie – und jetzt ein solcher Schub? Eine solche Entzündung? Sollte wirklich alles umsonst gewesen sein?

Eine Biopsie und eine radiologische Untersuchung später hatte ich die Gewissheit, dass es so war. Das Rezidiv hatte sich entlang der Thoraxwand elf Zentimeter ausgebreitet, dazu sieben Zentimeter entlang des Majormuskels. Die rechte Brust: nur noch Tumorgewebe. Akute Gefahr, dass der Tumor in die Lunge einbrechen könnte.

Ich saß da, starrte an die Wand, auf die Bilder meines Körpers, die genau das bestätigten, was ich seit geraumer Zeit wieder gefühlt hatte. Wachstum. Der Radiologe sagte, es müsse sofort operiert werden. Er verschwieg auch nicht, dass eine solche Operation unter diesen Umständen eigentlich als unmöglich galt.

Noch einmal empfahl man mir die Chemotherapie, einen weiteren Zyklus mit veränderter Zusammensetzung. »Ich habe die optimale Therapie schon erhalten«, wandte ich ein. »Fünf Zyklen in der höchsten für meine Konstitution möglichen Dosierung. Sie waren offensichtlich nicht in der Lage, das Tumorwachstum zu stoppen. Glauben Sie wirklich, dass eine Umstellung dieser »optimalen Therapie« jetzt plötzlich Wunder wirken wird? Und was, wenn nicht? Wohin breitet sich der Krebs in den nächsten vier bis sechs Wochen aus? Was dann?«

Zum ersten Mal hatte ich den Mut, für mich selbst einzustehen und zu sagen, was mich bewegte. Die Operation schien mir in diesem Moment unumgänglich, wenngleich es schwer werden würde, einen Operateur zu finden. Aber in einem weiteren Versuch mit der Chemotherapie konnte ich keinen Sinn erkennen. Ich zog die Reißleine und wandte mich im Mai 2012, fast genau ein Jahr nach der ersten Diagnose, auch von der klassischen Onkologie wieder ab.

Alternative Heilmethoden:
Geistheiler, Schamanen, Delphintherapie

Nachdem die Chemotherapie gescheitert war, versuchte ich es mit alternativen Heilmethoden. Damit habe ich inzwischen reichlich Erfahrung. Teilweise mehr als mir lieb ist, teilweise auch die allerbeste. Leider gibt es keine Patentrezepte. Wahrscheinlich muss man wirklich erst wie ich in einige Fallen tappen, um ein Gespür dafür zu bekommen, was einem helfen könnte und was nicht. Zumindest gibt es ein paar Überlegungen, die Krebspatienten vor den schlimmsten Fallen bewahren können.

Hippokrates nannte als die Hauptbedingung der Heilkunst, dass sie nicht schaden dürfe. Diese Aussage kann man auch auf die alternativen Methoden anwenden. Und damit ist auf Anhieb alles ausgeschlossen, was mit körperlicher oder seelischer Gewalt einhergeht oder auch nur unwägbare Risiken mit sich bringt (etwa die unkontrollierte Anwendung von Pflanzengiften und ähnliche Experimente). Sobald sich eine Therapie in diese Richtung bewegt, sollte man Abstand nehmen, mögen die Versprechungen auch noch so verlockend klingen.

In diesem Zusammenhang ist es hilfreich, sich vor Behandlungsbeginn klarzumachen, dass man die Therapie jederzeit abbrechen kann. Gerade Heiler haben oft eine imponierende Ausstrahlung, aber bitte denken Sie daran: Sie sind niemandem verpflichtet. Sie müssen keine Behandlung durchhalten, die Ihnen widerstrebt oder gar gefährlich erscheint. Ein äußeres Zeichen, das Sie sich vorher überlegt haben (ein »Knoten im Taschentuch«), kann Sie daran erinnern, auch während Sie dem Einfluss des Heilers ausgesetzt sind.

39

Und ansonsten? Kann man alles riskieren, was nicht unter diese erste Kategorie fällt? Alles, was einigermaßen sinnvoll und unschädlich klingt? Nicht ganz. Es gibt eine zweite, viel zu häufig übersehene Wirkung, durch die sämtliche alternativen Heilmethoden Schaden anrichten können: die Verzögerung. Auch die an sich harmloseste alternative Therapie kann immens schädlich werden, wenn sie den Patienten davon abhält, mit einer effektiveren Behandlung zu beginnen. Sie gibt dem Tumor Zeit, ungehindert weiter zu wachsen. Im schlimmsten Fall so lange, bis es für jede andere Therapie zu spät ist.

Das ist einer der Gründe, weshalb ich bei »Exklusiv-Heilern« zu äußerster Vorsicht rate. Immer, wenn ein alternativer Heiler alle klassischen Ansätze verteufelt, wenn er die Zusammenarbeit mit Schulmedizinern grundsätzlich verweigert und seinen Patienten »verbietet«, parallel auf die klassischen Methoden zurückzugreifen, sollte man auf seine Dienste verzichten. Solange man diese Aspekte berücksichtigt, kann ich nur sagen: Hinein ins Abenteuer!

Meines begann nach dem ersten Rezidiv, im September 2011. Dieses Rezidiv hatte mir deutlich gemacht, dass ich die Krankheit letztlich nur selbst in den Griff bekommen konnte, mit mentaler Kraft. Die besten Medikamente der Welt würden mir nicht helfen, wenn sie auf einen Körper trafen, an dessen Fortbestehen ich nicht mehr mit ganzer Überzeugung glaubte. Ich musste meinen Überlebenswillen stärken, mit allen Mitteln. Deshalb fuhr ich zweigleisig: Ich versuchte es noch lange mit der Schulmedizin, zum Beispiel mit der Chemotherapie (von Dezember 2011 bis Mai 2012), aber parallel dazu gewannen die Suche nach innerer Stärke und die alternativen Heilmethoden eine immer größere Bedeutung.

Auch hier ließ ich keinen Umweg aus. Der erste war ein Geistheiler in Bonn. Sein Ansatz war mir nicht fremd. Mit Energieübertragung hatte ich bereits gute Erfahrungen gemacht, und auch seine Maxime, dass eine echte Heilung nur aus der Person selbst kommen könne, goss Wasser auf meine Mühlen.

40

Herr B. war ein betagter, sympathischer Mann mit sehr angenehmer Ausstrahlung. Er führte mich in einen Raum voller Heiligenfiguren und Kerzen. Während ich vor einem kleinen Altar Platz nahm, erkundigte er sich gelassen, fast beiläufig nach meinem Befund und begann, die Heiligen anzurufen. In der kommenden Stunde bat er sie auf verschiedene Weisen um ihre Unterstützung. Immer wieder legte er mir unterdessen die Hände auf, und ich fühlte, wie die Energie strömte. Bei aller Schwäche durch Krankheit und Operation empfand ich zum ersten Mal seit Langem ein angenehmes Wärmegefühl im ganzen Körper. Auch nachdem das Ritual beendet war, hielten diese Empfindungen noch eine Weile an: neue Kraft und gleichzeitig eine wohltuende Leichtigkeit. Das war doch schon ein Schritt in die richtige Richtung. Aber ich machte mir nichts vor, es konnte nur eine kleine »Starthilfe« sein.

Und es war zugleich ein sanfter Start in diese unübersichtliche Welt der alternativen Heilmethoden, die mitunter an einen Jahrmarkt erinnert und eine große Auswahl an gruseligen Geisterbahnen bereithält – aber eben auch eine ganze Menge an echten Perlen. Es erfordert Mut, sich darauf einzulassen. Viele Angehörige schütteln darüber den Kopf und sagen: »Kein Wunder, in so einer Lage ist man eben anfällig für solche Sachen.« Ich würde es nicht »anfällig« nennen, sondern offen. Ich mache mich nicht mehr so leicht über etwas lustig, was mir zunächst absurd erscheint. Ich frage mich einfach: Tut es mir gut? Und dieser alte Mann mit seinen Heiligen und seinen sanften Händen, der tat mir gut. Nicht mehr, aber auch nicht weniger.

Immerhin ein Grund, Herrn B. ein zweites Mal aufzusuchen. Die herzliche Begrüßung, sanfte Musik, brennende Kerzen, das war mir jetzt schon vertraut. Etwas anderes war neu: Bevor Herr B. sein Ritual begann, erzählte er mir, dass er bereits Kontakt »nach oben« aufgenommen hätte. Und die Botschaft sei ganz eindeutig: unter keinen Umständen weitere schulmedizinische Maßnahmen. Entgegen meinen Maximen blieb ich und dachte sogar: Der Mann hat Mut.

41

Ja, man darf die Wirkung von Weihrauch und flehenden Gebeten nicht unterschätzen. Das Ritual nahm seinen Lauf. Auch dieses Mal war es keineswegs unangenehm. Aber kaum war er fertig, hob Herr B. von Neuem mit seinen Erzählungen an. Gläubige Patienten und entsprechend große Heilerfolge kamen darin vor, und immer wieder: Engel in glitzernden Gewändern. In deren Auftrag bat mich Herr B. nun noch eindringlicher, mich gegen die schulmedizinischen Maßnahmen zu entscheiden. Sozusagen eine Engelspistole auf meiner Brust.

Da war meine Grenze überschritten. Nein, mochten sie auch noch so gut gekleidet sein, diese Engel, das war nichts mehr für mich, ich hatte kein Bedürfnis, Herrn B. noch einmal zu treffen. Wir passten einfach nicht zueinander. Trotzdem kann ich rückblickend sagen, er hat mir keineswegs geschadet, und ich bin ihm durchaus dankbar, dass er mich ein kleines Stückchen weitergebracht hat.

Viel komplizierter war die Lage dagegen bei Herrn G., einem ebenfalls betagten Heiler, den ich kurze Zeit später am Chiemsee aufsuchte. Der erste Eindruck: Dieser Mann war sehr von sich überzeugt. Seine erste Anweisung nach kurzem Einführungsgespräch: Wolfgang sollte sich in eine Ecke des Raumes stellen, ich mich in die andere. Dann wieder für eine Weile das übliche Programm, ruhig atmen, auf seine Worte konzentrieren usw. Herr G. strich meinen Körper ab, um den Energiefluss anzuregen. Alles, ohne mich zu berühren. Ich fasste Vertrauen.

Nach einiger Zeit durfte ich mich auf einer Liege ausstrecken. Und meine Jeans öffnen. Ja, war ich denn von allen guten Geistern verlassen? Jeans öffnen für den Energiefluss? Hatte ich denn nicht selbst jahrelang Energiearbeit bei meinen Patienten gemacht? Selbstverständlich angezogenen Patienten. Aber noch war ich ganz die brave Patientin. So ein Gürtel oder Knopf konnte ja tatsächlich manchmal drücken, ich wollte doch kein Risiko eingehen, eine erfolgversprechende Behandlung nicht durch solche Kleinigkeiten gefährden ... Herr G. war nicht dumm. Auf jede Seltsamkeit folgte eine Phase der Konsolidierung. Wieder war alles ganz friedlich. Wolfgang stand, wie ihm befohlen, in seiner Ecke und konzentrierte sich auf sein Herz und seine Atmung.

Ich lag still da und ermahnte mich, das Denken einzustellen, mich dem Ritual hinzugeben.

Herr G. nahm meinen Kopf in seine Hände. Sanft drückte er auf meine Stirn, zog an meinem Nacken. »Fühlen Sie die Energie?« »Ehrlich gesagt: Nein.« Also arbeitete er sich Schritt für Schritt weiter, hin zu meiner kranken Brust, die ich jetzt auch freimachen musste, und ohne Zögern zu meinem Bauch ... und mit einem Mal lag seine Hand mit starkem Druck zwischen meinen Beinen.

Ich zuckte zusammen. Lag da, völlig verkrampft und suchte Wolfgangs Blick. Er konnte doch unmöglich ... doch, das konnte er. In der Ecke stehen mit geschlossenen Augen. Mehr noch: Er übersah tatsächlich, dass sich Herr G. gleich nach der Behandlung intensiv mit seiner Hose beschäftigen musste und fluchtartig den Raum verließ. Wolfgang bezahlte das volle Honorar, kaufte dem großen Meister sogar noch ein Buch ab. Zum Abschied umarmte er ihn. Ich war maßlos wütend, jetzt auch auf Wolfgang. Wozu hatte ich ihn denn mitgenommen, wenn das seine Art war, mich zu beschützen?

Erst nach einer ganzen Weile erkannte ich, dass es weder gerecht noch sinnvoll war, ihm Vorwürfe zu machen. Denn viel wesentlicher war ja die Frage: Was hatte ich selbst getan? Die Antwort fiel verheerend aus: Nichts. Dagelegen hatte ich und die Behandlung weiter über mich ergehen lassen. Sogar versucht, mir das alles als neue Therapieform zu erklären. Wenn Herr G. dort eine besondere Verspannung entdeckt hätte, dann müsste er sie eben lösen, er konnte ja nichts für ihre delikate Lage. Mit solchem pseudorationalen Unfug nahm ich ihn in Schutz. Und gab mich preis. Es hätte sogar funktionieren können. Er war klug genug, den Bogen für dieses Mal nicht weiter zu überspannen,

43

sondern sich nur noch schnell die Beine hinunter zu arbeiten. Bei den Füßen machte er Schluss. Ich stand auf und drängte nach draußen, ich stellte Herrn G. nicht einmal zur Rede, erwartete stillschweigend, dass Wolfgang das für mich machen würde.

Den Übergriff des Herrn G. hätte ich mir sehr gerne erspart – die Lektion, die ich dadurch lernen musste, war dennoch wichtig. Hätte ich früher noch intensiver an mir gearbeitet und diese Lektion beherrscht, bevor ich Herrn G. traf, wäre es wahrscheinlich gar nicht so weit gekommen. Mit Sicherheit aber hätte ich mich schon bei den ersten Anzeichen gewehrt.

Stattdessen waren da Schockstarre und ein vernichtendes Gefühl von Angst, Demütigung, Scham. Erst bei genauerem Hinsehen erkannte ich es wieder. Als Zwölfjährige war ich Opfer einer Vergewaltigung geworden. Also die alte Geschichte, in neuem Gewand. Ich hatte gedacht, sie wäre längst verarbeitet, ich hätte die Opferrolle ein für allemal überwunden. Immerhin gut, endlich zu merken, dass dem nicht so war, dass da noch eine Aufgabe auf mich wartete, die ich dringend angehen musste.

Eine Begegnung mit einem sympathischen, skurrilen älteren Herrn – und eine mit einem übergriffigen. Ziemlich durchwachsen, diese Bilanz. Und dennoch wollte ich weitersuchen. Es musste sich doch jemand finden lassen, der mir half, meine Selbstheilungskräfte zu aktivieren. Jetzt wusste ich ja immerhin, worauf ich zu achten hatte und wann ich die Behandlung augenblicklich abbrechen musste.

Die nächste Empfehlung kam von Herrn S., den ich selbst während seiner Erkrankung begleitet hatte. Ein erfolgreicher Geschäftsmann, patent und bodenständig. Er empfahl einen Schamanen.

Schon beim ersten Telefongespräch erschien mir dessen Stimme angenehm und freundlich, beinahe vertraut. Ich sprach nur ein paar Einleitungssätze in den Hörer – schon sagte der Schamane, Herr U., dass ich mich in großer Gefahr befände, dringend Hilfe bräuchte. Es war, als wüsste er über alles Bescheid. Gleich

44

am darauffolgenden Samstag sollte ich zu ihm ins Salzkammergut fahren.

Er wollte einen Schamanenkreis einberufen. »Für mich allein«, sagte er, »ist die Anforderung in Ihrem Falle zu hoch.« Gleich zu Anfang eine kritische Einschätzung der eigenen Grenzen – das war außergewöhnlich und außergewöhnlich sympathisch. Und noch eine Überraschung: Nur ein paar Euro sollte ich zahlen, nämlich die Miete für den Raum, in dem die Zeremonie stattfinden würde. Die Schamanen selbst arbeiteten unentgeltlich. Es wurde immer besser.

Entsprechend hochgestimmt machten wir uns auf den Weg. Doch die erste Krise kam schon auf der Autobahn, als wir etwa die Hälfte der Strecke geschafft hatten. Ich saß am Steuer und merkte, wie meine Knochenschmerzen beständig stärker wurden. Nur mit Mühe konnte ich das Lenkrad noch halten. Mir wurde ausgesprochen mulmig. »Wolfgang«, flüsterte ich mit einem unsicheren Seitenblick, »das macht mir Angst, lass uns umkehren.«

Aber er hatte sich inzwischen schlau gemacht und erwiderte zu meiner größten Überraschung: »Ja, mir auch. Ist aber nichts Ungewöhnliches, so wirken sie eben, die Schamanen.« Und das aus dem Munde meines rationalen, naturwissenschaftlich geprägten Mannes. Sollte ich an solche Sachen glauben – Schamanenkräfte, die einen schon an der Autobahn abholen? Aber nun hatte ich mich so weit auf das Abenteuer eingelassen, jetzt wollte ich auch wissen, wie es weiterging. Früher wäre ich ohnehin nie auf die Idee gekommen, einen Schamanen zu besuchen. Doch in meiner jetzigen Situation musste ich mich für vieles öffnen, was es zwischen Himmel und Erde so gab. Und das musste kein Nachteil sein.

Eine Stunde später stand ich in der Schulturnhalle eines idyllischen Dorfes elf Schamaninnen und Schamanen gegenüber. Auf Socken. Die Schuhe musste ich vorher ausziehen. Ich wusste nicht einmal, ob wegen der Energie oder wegen der Hausord-

45

nung. Federgeschmückte Trommeln waren im Kreis auf dem Boden verteilt. In ihrer Mitte lag eine Decke.

Die elf Schamanen kamen auf mich zu und stellten sich vor. Ihr »Häuptling«, ein großer, kräftiger Mann mit schulterlangem Haar, bat mich, mein Anliegen vorzubringen. Deutlich eingeschüchtert erzählte ich von meiner schweren Erkrankung und der Empfehlung durch Herrn S. Es wurde totenstill. Alle Anwesenden schauten mich an, liebevoll, aber auch durchdringend. Sie strafften ihre Haltung. Der »Häuptling« forderte mich auf, in die Mitte zu treten, mich auf die Decke zu legen und die Augen zu schließen.

Für einen kurzen Moment blieb mir die Luft weg. Hilfesuchend schaute ich zu Wolfgang. Sein Blick beruhigte mich. Inzwischen hatte auch er sich in den Kreis eingereiht. Kaum hatte ich die Augen geschlossen, wurden sie zusätzlich noch verbunden. Und jetzt? Der Häuptling gab seiner Gruppe Anweisungen, die ich nicht deuten konnte. Mir sagte er, ich solle allen Gefühlen, die während des Rituals in mir hochkommen würden, freien Lauf lassen.

Leise hob der Trommelrhythmus an. Mit kräftiger Stimme rief der Häuptling den Nordwind, er bat ihn um Unterstützung. Ich fühlte, dass die Schamanengruppe jetzt ganz dicht bei mir stand. Sie imitierte das Rauschen des Windes. Ich versuchte, mich ganz und gar auf das Geschehen einzulassen, nicht zu denken, nur zu fühlen. Der Schamane wandte sich an andere Himmelszonen und die entsprechenden Naturgeister. Das Trommeln wurde immer intensiver. Eine ungeheure Kraft stieg in mir auf.

Dann war jene Richtung an der Reihe, aus der nach Einschätzung der Schamanen die Energie kam, die mich krank machte. Sehr bestimmt forderte der Häuptling die dunkle Macht auf, sich zu zeigen. Sie sollte sehen, was sie angerichtet hatte.

Plötzlich bekam ich panische Angst. Weg, nur noch weg. Unmöglich. An Händen und Füßen hielt man mich fest. Ich sah ihn nicht, aber ich spüre, dass ein männlicher Schamane mit großer

46

Kraft meine Hände fixierte, und hörte dabei seine monotonen, unverständlichen Formeln. Das war zu viel.

»Nein«, rief ich, »aufhören!« Wieder und wieder rief ich es, der Häuptling machte unbeirrt weiter. Wind und Trommelgeräusche wurden noch eindringlicher. Ich wehrte mich, jedoch ohne die geringste Chance. Erst als ein Weinkrampf mich schüttelte, lockerte sich der Griff um meine Handgelenke. Ich gab meinen Widerstand auf, jetzt weinte ich nur noch, ausgiebig und hemmungslos.

Und dann sah ich unter den Tränen tatsächlich Bilder. Da stand eine schwarz gekleidete Frau. Sie hielt einen Käfig in der Hand. Sie war mir sehr vertraut. Neben ihr ein Gesicht, ebenfalls weiblich, aber ohne Körper. Das Gesicht kannte ich flüchtig, ich hatte es bereits zuvor gesehen.

Vollkommen ermattet lag ich da, als mich der Häuptling aufforderte, die Arme auszubreiten. Ich sollte mir meine Energie zurückholen und sie nicht mehr loslassen. Aber meine Arme gehorchten nicht. Es war unmöglich, sie auch nur wenige Zentimeter vom Boden zu heben. Als würde etwas Unsichtbares mit aller Macht dagegenhalten. Ein zweiter Versuch. Mit größter Anstrengung stemmte ich mich gegen diesen seltsamen Widerstand. Andere Hände kamen mir zur Hilfe. Jetzt gelang es. Ich zog meine verlorene Energie wieder an mich, ich umschloss sie mit beiden Armen. Der Trommelrhythmus verebbte, die Windgeräusche versiegten. Schritt für Schritt zog sich die Gruppe zurück. Schließlich war es ganz still. Wolfgang wurde aufgefordert, zu mir zu gehen. Als er mir die Augenbinde abnahm, waren wir allein in der großen Halle. Ich lehnte mich an meinen Mann und auch er war jetzt in Tränen aufgelöst. Noch nie hatte ich ihn so erlebt. So saßen wir nebeneinander auf der Decke, wortlos und weinend.

Bis Herr U. zurückkam und das Schweigen brach: »Wir haben einiges geschafft! Aber es gibt noch eine Menge zu tun. Du trägst tiefe seelische Verletzungen in dir. Sie stammen aus deiner Kindheit. Außerdem bist du zu sehr im Kopf, deine Gefühle sind blockiert.« Da konnte ich kaum widersprechen. Wolfgang hielt meine Hand noch ein bisschen fester.

Nach und nach kamen auch die anderen Schamanen wieder, um sich von uns zu verabschieden. Ein Gefühl von Dankbarkeit und Bewunderung erfüllte mich, als ich mir die ungewöhnliche Gruppe von Menschen noch einmal ansah. Eine Stunde lang hatten sie ihre Energie und ihre Fähigkeiten für mich eingesetzt. Ohne irgendeine Gegenleistung zu erwarten. Sie wollten nichts weiter, als mir, einer völlig Fremden, mit ihrer Überzeugung zu helfen.

Herr U. ermahnte mich, mir meine Probleme noch sehr genau anzusehen. Ich nickte nur und stülpte mir die Perücke wieder über den Kopf. »Und die kannst du in den Keller werfen«, sagte der Schamane. »Sei einfach nur du.« Mit diesen Worten verließ auch er den Raum.

Schon auf der Rückfahrt hatte ich den Eindruck, dass meine Gelenkschmerzen wesentlich besser wurden. Doch, ohne Zweifel, da war ein Gefühl von Leichtigkeit. Und zu meiner großen Freude hielt es auch an. Die kommende Nacht verbrachte ich wesentlich entspannter als sonst. Kein quälender Hustenreiz, keine nächtlichen Spaziergänge. Ich hatte gar nicht mehr gewusst, dass Schlafen so erholsam sein konnte. Die Gelenkschmerzen waren so gut wie weg. Drei volle Tage war ich weitgehend schmerzfrei. Auch die Zehn-Kilometer-Wanderung, die ich mir inzwischen zum Pflichtprogramm gemacht hatte, fiel mir wesentlich leichter.

Es schien tatsächlich, dass die Schamanen mir geholfen hatten, mit meiner Angst aufzuräumen. Dass ich die Schmerzen mit meinen Tränen quasi weggespült hatte. Sollte das also die Unterstützung sein, die ich so lange vergeblich gesucht hatte?

Von Bekannten hörte ich später, dass Schamanen den Patienten oft einredeten, von bösen Geistern besessen zu sein, und dann für die »Befreiung« von diesen Mächten hohe Geldsummen verlangten. Ein Glück, dass ich all diese Dinge erst hinterher erfuhr. Ich weiß nicht, ob etwas dran ist an solchen Geschichten, ich weiß nur: Mir persönlich hat die Zeremonie dieser einen speziellen Gruppe sehr gut getan. Über Schamanen im Allgemeinen kann ich nichts sagen.

Die Suche nach geeigneter Unterstützung ist ebenso individuell wie der Patient und seine Erkrankung. Ich jedenfalls hatte endlich eine Fährte, die zu verfolgen sich lohnte.

Und es war, als sollte ich jetzt noch reicher belohnt werden, dafür, dass ich mich auch von den ersten Rückschlägen nicht hatte abhalten lassen. Ende Mai 2012 hatte es tatsächlich so ausgesehen, als würden all meine Versuche ins Leere laufen, ganz gleich ob schulmedizinisch oder alternativ. Kernspinuntersuchung und Biopsie waren eindeutig: ein ausgedehntes Rezidiv, dazu Haut und Unterhautgewebe großflächig infiltriert und verdickt. Die Befunde waren besorgniserregend – und trotzdem wusste ich, dass ich weitergekommen war. Ich war nicht mehr das alte, verängstigte Häufchen Elend, ich hatte mich meiner Aufgabe gestellt und nach und nach meine mentale Kraft zurückgewonnen. Deshalb war ich überzeugt, dass sich diese Kraft früher oder später auch meinem Körper mitteilen müsste. Jetzt hieß es geduldig bleiben und beharrlich weiterarbeiten, in einer Situation, die wie geschaffen war für Panik. Was das Gerangel zwischen Schul- und Alternativmedizin anging, wusste ich jetzt immerhin eins: Ich war auf mich gestellt. Niemand konnte mir irgendeine verlässliche Aussicht auf Heilung bieten. Deshalb folgte ich einfach den Wegen, die mich zumindest ein bisschen stärker gemacht hatten. Überall suchte ich weiter nach geeigneten Methoden. Zu welchem »Lager« sie gehörten, war für mich nun vollkommen nebensächlich. Mehr und mehr vertraute ich auf meine Intuition. Und bald eröffneten sich Chancen, an die ich kaum noch zu glauben gewagt hatte.

Auf Seiten der Schulmedizin war es die Hormontherapie, die mir neue Hoffnung gab. Zunächst hatten mich die starken Nebenwirkungen abgeschreckt, aber nachdem die Chemotherapie endgültig gescheitert war, entschloss ich mich im Juni 2012 doch, es mit den Hormonen zu versuchen. Der Ansatz klang überzeugend.

49

Einige Tumore nutzen Hormone für ihr Wachstum, manche (endokrine) bilden sogar selbst welche und bringen den Körper damit vollkommen aus dem Gleichgewicht. Je nach Art des Tumors unterdrückt man seinen hormonell bedingten Wachstumsimpuls, indem man dem Körper Anti- oder Ersatzhormone zuführt. Damit kann man keinen Krebs heilen, aber es ist oft eine sinnvolle Ergänzung zu den Standardtherapien.

Nur einen Haken hatte die Sache. Hormontherapie hieß für mich: von heute auf morgen hinein in die Wechseljahre. Zusätzlich zu den vielen bereits vorhandenen Belastungen noch Hitzewallungen, Kreislaufbeschwerden und eine große emotionale Herausforderung. Ich wagte es, wusste aber gleichzeitig: Das schaffst du nur, wenn du wirklich stabil bist.

Deshalb suchte ich parallel dazu noch intensiver als zuvor nach Kraftquellen in der Alternativmedizin. Und selbst eine Recherche, die anfangs völlig ins Leere zu laufen schien, trug jetzt mit einem Mal späte Früchte.

Delphintherapie. Das war eine Option, die uns beide ziemlich bald überzeugt hatte. Und die wir im selben Augenblick wieder hatten verwerfen müssen – undenkbar bei unserer Finanzlage. Die bisherigen kostspieligen Therapien hatten zwar medizinisch nichts bewirkt, hatten aber dazu geführt, dass ich tief in Schulden steckte. Nein, wenn der Gerichtsvollzieher vor der Tür steht, macht man sich besser keine Gedanken über die Heilkraft von Delphinen.

Und dann plötzlich, im August 2012, war diese Therapie doch wieder im Bereich des Möglichen: Wolfgangs Familie griff uns unter die Arme. Sie gab uns eine stattliche Summe, nach all den Strapazen sollten wir uns einmal richtig erholen, eine Woche Urlaub machen. Ich war sprachlos vor Freude und Dankbarkeit.

Für eine »herkömmliche« Delphintherapie reichte es nicht, aber wir waren ja inzwischen hartnäckige Rechercheure geworden. Nach zwei Tagen war der Plan ausgeklügelt: ein günstiger Flug, ein bezahlbares Hotel, all inclusive, und statt einer kom-

50

pletten Therapie immerhin ein Trainertag und vier Mal Einzelschwimmen im Meeresdelphinarium.

Am Tag der Abreise war ich aufgeregt wie ein Kind am ersten Schultag. Obwohl meine körperliche Verfassung schlecht war. Der Husten war zurückgekehrt, ich hatte in der Nacht kein Auge zugetan. Für einen Moment überlegte ich sogar, mir noch schnell ein Antibiotikum zu besorgen. Dann verwarf ich den Gedanken. Ich wollte meinen geschwächten Körper nicht dauernd noch zusätzlich belasten. Meer, Wärme, Delphine – das musste jetzt reichen.

Während des Fluges blickte ich aus dem Fenster und stellte mir vor, wie ich die Erkrankung einfach hinter mir lassen würde. Irgendwo dort unten blieb sie zurück. Noch einmal überblickte ich sie ganz, dann wurde sie kleiner und kleiner, bis sie schließlich verschwand. Nicht realistisch, aber eine schöne Affirmation, die mir Kraft gab.

Wir bekamen ein hübsches, helles Zimmer mit Blick auf das Delphinarium. Während ich den Delphinen zuschaute, wie sie hochsprangen, sich in der Luft drehten und elegant wieder abtauchten, fiel mir auf, dass ich eigentlich nichts über sie wusste. Von ihrem Einsatz für behinderte Kinder hatte ich gehört. Aber sonst? Was erwartete ich von diesen Tieren? Ich fand keine Antwort. Da war einfach nur Vorfreude auf ein ungewöhnliches Erlebnis.

Über einen schwimmenden Steg gelangten wir zum Delphinbecken. Nicht einfach, mit so weichen Knien wie meinen. Nach ein paar Metern kam die erste Plattform. Während man mir die Schwimmweste anzog, sah ich schon aus nächster Nähe, wie zwei Delphine ihre Runden drehten. Mit einem dieser beiden würde ich die kommenden Minuten im Wasser verbringen.

Vorsichtig setzte ich mich auf eine Trittfläche und Barbara, die Delphintrainerin, rief Jonas. Sie blies in eine Art Pfeife, aber ich hörte keinen Ton. Neben ihr stand ein großer Eimer mit Fischen. Plötzlich schwamm einer der Delphine auf uns zu. Er tauchte auf,

51

stand regelrecht im Wasser, direkt vor seiner Trainerin und mir. Sie warf ihm eine Handvoll Fische ins Maul. Dann gab sie ein Handzeichen, der Delphin sprang in die Luft, drehte sich dabei graziös nach hinten, tauchte ab und das ganze Spiel begann von vorn. Ich war hin und weg.

Gerade als ich darüber nachdachte, wie groß und kraftvoll dieses Tier war, sagte die Trainerin: »Jetzt kannst du rein. Bitte vorsichtig ins Wasser gleiten lassen.« Was? Jetzt sofort? Allein? Sie lächelte. »Warum denn nicht?« Offensichtlich kannte sie diese Bedenken und sie kannte »ihren« Delphin Jonas. Ihr Vertrauen in dieses Tier übertrug sich schließlich auch auf mich.

Vorsichtig, von der Weste getragen, schwamm ich Jonas entgegen. Ich legte meine Hand auf seinen Körper. Kühl, ein bisschen rau, insgesamt: beruhigend. »Bitte, auf keinen Fall die Augen oder das Saugloch berühren«, rief mir die Trainerin zu, »aber ansonsten gehört er für die nächsten Minuten nur dir!« Wie wundervoll, dachte ich.

Aber was fängt man nun an mit so einem Delphin? Ich musste gar nicht lange grübeln, es ergab sich wie von selbst. Meine anfängliche Scheu wich einer tiefen Ruhe. Behutsam legte ich meinen Kopf auf Jonas' Rücken und stellte mich ihm in Gedanken erst einmal vor. Er blieb vollkommen ruhig im Wasser liegen. Ich erzählte von mir und meiner Krankheit, streichelte ihn und beträufelte immer wieder seinen Rücken mit Wasser. Jonas rührte sich nicht. Fast hatte es den Anschein, als hörte er mir zu. Dankbarkeit erfasste mich, ich vertraute diesem Tier, vor dem ich mich eben noch gefürchtet hatte, inzwischen bedingungslos. Seine Gegenwart entspannte mich zutiefst. Da war kein Gedanke mehr, kein Zweifel, nur noch Geborgenheit.

Nach einer Weile drehte sich Jonas ein bisschen zur Seite und schaute mich lange aus seinem schönen, tiefen Auge an. Noch immer ruhte mein Arm auf seinem Körper. Und irgendwann hörte ich einen seltsamen, unbeschreiblich hellen Ton. Zuerst schob ich es auf meine Kreislaufprobleme oder auf die Gehörgänge, die durch den langen Flug ein bisschen gereizt waren. Aber als ich den Kopf wieder auf Jonas' Rücken legte, wurden die Töne intensiver. Wie eine Art Morsezeichen. »Was ist denn da los?« Jäh unterbrach die Stimme der Trainerin unser »Gespräch«. Ich musste zurück, die Zeit war abgelaufen.

Als ich wieder auf der Trittfläche saß und Jonas zusah, wie er seine Belohnung vertilgte, wandte er sich plötzlich noch einmal von seiner Trainerin ab und kam auf mich zugeschwommen. Ganz sanft drückte er seine Maulspitze auf meinen Mund. »Ach Jonas«, dachte ich, »wenn du wüsstest, wie glücklich du mich gemacht hast ...«

»Na, wie war's?«, fragte Barbara, die deutschsprachige Betreuerin, kaum dass ich aus der Umkleide kam. Noch war ich gar nicht in der Lage, dieses Erlebnis in Worte zu fassen. Aber das mit den Tönen, das wollte ich doch genauer wissen. Barbara fragte ganz genau nach, schaute von Jonas zu mir und von mir zu Jonas. Sie war begeistert. Für sie stand außer Zweifel: Das waren die Radarsignale, mit denen sich Delphine untereinander verständigen. Sie hören einander über ungeheure Distanzen – für den Menschen dagegen ist die Frequenz, die sie nutzen, normalerweise nicht wahrnehmbar. Damit war mein Glück für diesen Tag vollkommen. Jonas hatte nicht nur zugehört, er hatte sogar versucht, selbst mit mir Kontakt aufzunehmen.

Doch ungeachtet aller Euphorie machte mir meine Krankheit immer mehr zu schaffen. Nachts wurde der Husten so schlimm, dass Wolfgang für den nächsten Morgen einen Arzt ins Hotel bestellte. Er kam gleich nach dem Frühstück und wirkte auf Anhieb vertrauenerweckend. Aber seine Diagnose war in jeder Hinsicht niederschmetternd: schwere Pneumonie, Lungenentzündung.

»Sie müssen sofort ins Krankenhaus!« – »Auf gar keinen Fall.« Ich sagte es ruhig und dennoch entschieden. Er schaute ziemlich verblüfft. Jetzt mussten wir mit der ganzen Wahrheit heraus: Ich klärte ihn über meine Krebserkrankung auf und blieb gleichzei-

53

tig bei meiner Ansicht, dass ich nicht in die Türkei gekommen war, um hier in irgendein Krankenhaus zu gehen. Dass ich einzig und allein wegen der Delphintherapie hier war und sie unbedingt fortsetzen wollte.

Besonnen hörte er mir zu. Die Dringlichkeit hinter meinem Wunsch erkannte er wohl, aber natürlich konnte er als verantwortungsbewusster Arzt einem so ungeheuerlichen Wunsch nicht ohne Weiteres nachgeben. »Auf keinen Fall«, sagte er nach langem Schweigen, »dürfen Sie in die Sonne. Versprechen Sie mir, dass Sie sich nach jedem Delphinschwimmen sofort umziehen.«

Ich hätte ihn am liebsten umarmt. »Meine Klinik ist nur ein paar Minuten vom Hotel entfernt. Wenn Sie sich an die Regeln halten, bin ich bereit, die Therapie hier im Haus durchzuführen.«

Ja, er hatte verstanden, worum es ging. Ich war heilfroh, dass wir an einen Arzt geraten waren, der nicht allein nach dem Lehrbuch entschied. Am Nachmittag wollte er wiederkommen und inzwischen die Medikamente besorgen. Eine tägliche Dosis starker Antibiotika war jetzt unumgänglich.

Als wir allein waren, nahm Wolfgang mich in den Arm. Ich spürte, dass auch er vor Angst gelähmt war. Eine Lungenentzündung in Verbindung mit einer so schweren Grunderkrankung – uns beiden wurde schlagartig bewusst, was das möglicherweise bedeutete: dass ich hier, in einem fremden Land, Hunderte Kilometer von meiner Tochter entfernt, sterben könnte.

Doch der Gedanke an Jonas gab mir Auftrieb. Ich stellte mir vor, wie ich mit ihm hinausschwimmen würde, wie ich neben ihm im Meer liegen und ihm in aller Gelassenheit von meiner Angst berichten würde. Nur noch vier Stunden, bis ich zu ihm gehen konnte ...

Für mich persönlich war der eindrucksvollste Heiler gleichzeitig der zurückhaltendste von allen: Jonas, der Delphin. Zwei Mal war ich bei ihm, im August und im Oktober 2012. Und noch immer ist es mir ein Rätsel: Wie kann es sein, dass man neben einem Meeressäuger im Wasser liegt und fühlt, wie einem mit jeder Minute neue Kraft zuwächst? Dass dieses große, glatte, unbegreifliche Tier, das nichts von Krebserkrankungen, nichts von Zellwachstum oder Bestrahlungen weiß, für mich der beste Therapeut überhaupt ist? Inzwischen bin ich überzeugt, dass es gerade daran liegt: Jonas war mir so durch und durch fremd, dass ich mich ganz auf ihn einlassen musste. Seine ganze, mächtige und gleichzeitig stille Gegenwart reizte meine Neugier. Alles andere trat für einen Moment in den Hintergrund. Ich war ganz und gar dort, im Wasser, neben ihm. Je mehr ich mich auf ihn konzentrierte, desto deutlicher spürte ich, wie die Angst von mir abfiel. Natürlich wusste ich auch jetzt noch, wie krank ich war. Aber ich konnte daran denken, ohne zu verkrampfen. Für diesen einen Moment war ich wieder offen und neugierig wie ein Kind. Ich erwartete nichts Böses, ich vertraute. Mir und ihm. All die bizarren Abwehr- und Verteidigungshaltungen, die uns im Laufe des Lebens so sehr in Fleisch und Blut übergehen, waren mit einem Mal überflüssig. Ich war zurückgekehrt in die Zeit vor den Verletzungen, den Demütigungen und Selbstzweifeln. Dort wartete ich ab, was passieren würde. Als ich genauso ruhig geworden war wie Jonas, fühlte ich das Bedürfnis, mit ihm zu sprechen. Keine Sekunde lang kam es mir lächerlich vor, ich hatte keine Angst, mich zu blamieren. Auch diese Kategorien existieren nicht mehr, wenn man es mit einem Delphin zu tun hat. Ich sprach nur deshalb nicht laut, weil ich die Stille nicht stören wollte.

Es wurde eines der heilsamsten Gespräche, die ich in meinem Leben geführt habe. Ob man es einen Dialog nennen will oder doch eher ein Selbstgespräch, halte ich für unwesentlich. Natürlich, ein Delphin unterbricht dich nicht, er schneidet dir niemals das Wort ab, belehrt dich nie eines Besseren. Und trotzdem lässt er sich nicht anlügen. Es wäre doch geradezu absurd, einen Delphin anzulügen, vor ihm großzutun oder irgendetwas zu beschönigen. Das macht die Sache so erholsam. Man spricht in einen unbekannten Raum. Dort hallen die eigenen Sätze noch eine Weile nach – gerade weil ihnen niemand widerspricht – und man fühlt selbst, ob sie wahr sind oder falsch, treffend oder ungenau, hilfreich oder verletzend.

Noch im Oktober wurden meine Empfindungen ganz überraschend auch von der Wissenschaft gestützt. Eine Kernspinuntersuchung zeigte – erstmals – ganz deutlich eine Rückbildung des Tumorgewebes. An der Hormontherapie alleine konnte das nicht liegen. Sie ist bestenfalls in der Lage, das Wachstum zu bremsen und die Entstehung neuer Metastasen zu verhindern. Aber das, was diese Untersuchung zeigte, ging weit darüber hinaus. Es gab keinen Zweifel, der Tumor zog sich allmählich zurück. Als Erklärung blieb nur meine wiedergewonnene Stärke. Und damit Jonas, der mir den Weg zu meinen inneren Reserven gezeigt hatte. Natürlich war ich noch längst nicht »über den Berg«, aber dieser Berg erschien mir endlich wieder bezwingbar. Ich war kein Sisyphos mehr, sondern eine Gipfelstürmerin mit einer gewaltigen und dennoch lösbaren Aufgabe. Wenn es auch noch kein Grund zum Jubeln war, so doch immerhin die Bestätigung, auf dem richtigen Weg zu sein.

Und jetzt? Was macht man, wenn man festgestellt hat, dass der beste Therapeut zugleich einer der teuersten ist und einige Tausend Kilometer entfernt in einem Meeresbecken lebt?

Natürlich wäre alles viel einfacher gewesen, wenn Jonas mein Hausarzt wäre oder ein Münchner Geistheiler oder wenigstens eine bayerische Milchkuh. Aber sollte ich hier sitzen und den Delphinmangel süddeutscher Kleinstädte beklagen? Nein, dann doch lieber mich an das erinnern, was ich bei Jonas gelernt hatte: wie heilsam ein so offenes, gelassenes Gespräch sein konnte. Was für eine Befreiung es ist, wenn man alle falsche Rücksicht, alle Scham und Eitelkeit über Bord wirft.

Jetzt setzte ich dieses Gespräch eben für mich selbst fort, ich schloss die Augen und stellte mir vor, wieder neben Jonas im Wasser zu liegen. »Wo waren wir stehengeblieben?«, fragte ich und dann fiel es mir wieder ein. Und ich merkte noch immer genau, wenn ich anfing, mich zu belügen oder mich im Kreis zu drehen. Wozu habe ich sonst meine Fantasie, wenn nicht dazu, dass sie mir hilft, mich zu heilen?

Sollte die Erinnerung an die heilsame Gegenwart von Jonas zu schnell verblassen, werde ich mir wohl ein anderes Tier suchen, irgendein großes, ruhiges. Bis ich das nächste Mal in die Türkei komme. Ich habe einfach gelernt, das zu machen, was möglich ist.

Zehn, zwanzig Minuten am Tag ein Tier beobachten – das empfehlen Therapeuten übrigens schon lange als einfaches und überall verfügbares Mittel zur Stimmungsaufhellung, für Kranke wie für Gesunde. Jeder, der ein Haustier hat, wird sofort verstehen, weshalb. Natürlich ist eine Delphintherapie noch einmal etwas ganz anderes, aber manchmal sind drei kleine Schritte fast so gut wie ein großer.

In jedem Fall wollte ich die Augen offenhalten und alle Möglichkeiten ausschöpfen. Oft genug hatte ich erlebt, wie ungenutzte Möglichkeiten nur Frustration und Teilnahmslosigkeit nach sich zogen, gut genutzte aber immer neue, immer größere Chancen.

»Wer heilt, hat recht«, sagen zum Beispiel die Homöopathen, wenn man wieder einmal wissenschaftliche Belege von ihnen fordert. Die Wirkstoffe werden in der Homöopathie so stark verdünnt, dass sie oft kaum mehr nachweisbar sind. Und dennoch erzielen diese Therapeuten mit ihren Kügelchen die erstaunlichsten Behandlungserfolge. Wenn die Homöopathen darauf hinweisen, heißt es vonseiten der Schulmediziner reflexartig: Placebo-Effekt. Und vielleicht ist das tatsächlich die einzige Erklärung. Aber würde das denn die Arbeit der Homöopathen weniger wertvoll machen? Ich denke nicht. Die Auswahl dieser Mittel beruht auf einer ausgefeilten Seelenlehre, die sowohl in der Alternativ- als auch in der Schulmedizin ihresgleichen sucht. Erfahrene Homöopathen sind erstaunliche Menschenkenner. Ein paar ausführliche Gespräche mit ihnen können unter Umständen hilfreicher sein als manch eine monatelange Therapie. Möglicherweise ist die Homöopathie deshalb die wirksamste Methode, Placebos zu verschreiben. Und gerade das wäre ein Grund, sie zu fördern statt zu bekämpfen. Denn es ist doch viel wert, wenn man Mittel hat, die bestenfalls nutzen und keinesfalls schaden können. Solange die Homöopathie ihre Grenzen kennt, kann sie für viele Krebspatienten eine ideale Therapieergänzung sein. Ich muss nicht immer wissen, wie eine Methode wirkt, um von ihrer Heilkraft zu profitieren.

Habe ich schon erwähnt, dass ich gerade meinen Umzug plane? Doch, wirklich, auch und gerade in dieser schwierigen Lage. In die Türkei. Nicht heute und nicht morgen, aber in absehbarer Zeit. Es gibt da nämlich ein kleines Häuschen am Meer, ganz in der Nähe des Delphinzentrums. Nichts Luxuriöses – einfach, intakt und erschwinglich. Also wie für mich gemacht. Ein Zufall? Ja, vielleicht auch das. Aber ich hätte nie davon erfahren, wenn ich mich nicht umgehört und umgeschaut hätte, nicht in aller Offenheit von meiner Krankheit erzählt hätte und von den Hoffnungen, die ich in die Delphintherapie setze. Realistisch bleiben und dabei seiner Fantasie freien Lauf lassen – das führt, zumindest bei mir, immer noch zu den besten Ergebnissen.

Hoffnung oder Illusion?
Möglich machen, was möglich ist!

Der Sommer 2012 war für mich eine Zeit voller Umbrüche. In Jonas hatte ich eine neue Kraftquelle gefunden und ich nutzte sie so gut ich konnte, und doch war mir klar: Er allein würde mich nicht gesund machen können. Ebenso wenig wie die Hormontherapie. Das alles war sicher sehr hilfreich, aber retten würde es mich nicht. Ich war fest entschlossen weiterzukämpfen, nur gingen mir langsam die Ideen aus. Hatte ich nicht alles schon versucht? Mit meinen Therapieerfahrungen konnte ich inzwischen ein ganzes Buch füllen, scheinbar große Erfolge hatten sich am Ende als doppelt so große Rückschläge entpuppt, Menschen, auf die ich gebaut hatte, zeigten sich völlig überfordert. Viele meiner Freunde fragten mich: »Woher nimmst du eigentlich die Kraft?« Ja, das fragte ich mich manchmal auch. Aber ein kurzer Blick auf die Alternative genügte und schon war mir wieder klar: Ich brauche Kraft, ganz egal woher. Einfach alle Kraft, die ich kriegen kann.

Eine Quelle war die Hoffnung. Und das Hoffen übte ich täglich. Ich stellte mir ganz deutlich vor, wie es wäre, wenn ich wieder gesund sein würde. Nicht, wie es gewesen war, bevor ich krank wurde, kein wehmütiges Zurücksehnen in die Zeit, als meine Welt noch in Ordnung gewesen war. Kein Hadern, dass es nicht mehr so war. Nein, ich blickte wirklich nach vorn. Und was ich dort sah, gefiel mir hundertmal besser als die Vergangenheit – selbst die vor der Erkrankung. Wie ich, durch die Krankheit gereift, mein Leben endlich frei und unbeschwert genießen würde. Wie die drückende

59

Last der Existenzangst von mir abfallen und ich jeden Morgen mit dem Wissen aufwachen würde: Ich bin gerettet!

Und – das ist bei Visualisierungsübungen entscheidend – ich wurde auch ganz konkret, ich nutzte all meine Sinne. Ich stellte mir vor, wie ich den lange geplanten Urlaub nachholen würde, wie ich in Lissabon aus dem Flugzeug steigen, trotz schwerem Gepäck ganz leichtfüßig die gepflasterte Straße zum Hotel hinaufgehen, mich aufs Bett werfen und dann nach einem Begrüßungssekt und einem Bad als allererstes ans Meer schlendern würde. Ich roch schon von Weitem die Salzluft, spürte, wie ein leichter Wind mir in die Haare griff, die jetzt wieder bis über die Schulter fielen. Noch bevor ich das Meer sah, hörte ich das Tosen der Brandung. Und dann war es da: unendlich weit und unendlich schön. »… und unendlich unrealistisch«, denken Sie? Ich darf das. Meine ganze Existenz ist unrealistisch. Wie viele Ärzte haben mir schon gesagt, dass ich längst tot sein müsste! Ich erlaube mir, trotzdem zu leben.

Diese Ausflüge in die Zukunft gaben mir Kraft. Allein deshalb waren sie richtig. Ich wollte nicht leben oder sterben, nur damit irgendeine Statistik recht behielt. Ich tat, immer konsequenter und ausschließlicher, das, was mir guttat. Ob Außenstehende darüber den Kopf schüttelten, war mir ganz gleich. Nicht sie mussten die Konsequenzen meiner Entscheidungen tragen, sondern ich. Und selbst, wenn ich nicht mehr in Lissabon landen würde, hätte ich zumindest viele sehr entspannende Gedankenreisen gemacht. Diese Entspannung hätte mir dann zwar nicht die Heilung geschenkt, aber immerhin ein paar zusätzliche Tage oder Wochen. Auszahlen würde sie sich also in jedem Fall.

Wir neigen dazu, eine Hoffnung nur danach zu beurteilen, ob sie sich erfüllt oder nicht. Tut sie es nicht, heißt es gleich, sie sei falsch, trügerisch, unrealistisch gewesen. Ich halte das für Unfug. Es gibt keine trügerischen Hoffnungen. Das Wichtigste an der Hoffnung ist das, was sie mit uns macht, während wir sie noch hegen und pflegen.

Es gab Phasen, da lebte ich in meinen Hoffnungen von Tag zu Tag. Ich wusste nicht, wie ich sonst weiterkommen sollte. Oft beschloss ich einfach, auf einen schönen Abend zu hoffen und darauf hinzuleben. »Dieser Abend«, sagte ich mir, »soll nicht im Zeichen der Krankheit stehen, soll nicht ihr gehören, sondern nur mir und meiner Tochter.« Das hatte den Vorteil, dass ich bald merkte, ob die Hoffnung sich erfüllen würde und einen überschaubaren Zeitraum hatte, in dem ich mich selbst für ihre Erfüllung einsetzen konnte.

Glück besteht für mich nicht nur aus einer lebensbejahenden Grundeinstellung, sondern auch aus vielen kleinen, glücklichen Momenten.

Solche Momente sammelte ich im Sommer 2012 ganz bewusst, denn ich wusste: Aus ihnen entsteht wieder neue Hoffnung. Nicht von ungefähr spricht man vom »Erinnerungsschatz«. In schweren Krisen kann ich dann auf diesen inneren Schatz zurückgreifen und mir sagen: Wenn etwas so Schönes einmal möglich war, dann wird es auch wieder möglich werden. Insofern ist jeder geglückte Tag ein doppelter Erfolg.

Auf diese Weise hielt ich mir vor Augen, dass die problembeladene Gegenwart nicht alles war. Ich verleugnete meine Lage nicht, aber ich ließ mich auch nicht von ihr erdrücken. Wenn ich sie in Relation setzte zu Vergangenheit und Zukunft, verlor sie einiges von ihrem Schrecken. Die Krankheit prägte mein Leben, aber sie war nicht mein Leben. Schließlich war auch ich mehr als nur eine Krebspatientin, ich war immer noch Mutter, Frau, Heilbegleiterin, Freundin, Autorin und vieles andere.

Gerade in diesem Sommer war es nützlich, mir das vor Augen zu führen, was schon hinter mir lag. Wie oft hatte meine Situation schon ausweglos gewirkt – und kein einziges Mal war sie es wirklich gewesen. Jetzt, mit ein bisschen Abstand, konnte ich das erkennen, und es half mir, meine Bedenken zu relativieren. Der Advent 2011 war so eine Zeit gewesen. Es war damals harte Arbeit, sich nicht der Verzweiflung zu überlassen. Ich hatte nur gedacht: »Bitte, lass mich dieses eine Weihnachtsfest noch erleben.« All meine Hoffnung und Kraft hatte ich darauf konzentriert. Und jetzt musste ich doch immerhin sagen: Es hatte sich gelohnt. Ganz offensichtlich hatte ich mich schon einmal selbst übertroffen. Wenn ich auch noch lange nicht geheilt war, wenn ich nicht wusste, wie es weitergehen würde – es gab mich noch! Ich saß hier auf der Terrasse zwischen den Sonnenblumen, dieses vermeintlich letzte Weihnachten lag inzwischen acht Monate zurück, das nächste nur vier vor mir. Es war offensichtlich, dass sich meine Befürchtungen von damals nicht bewahrheitet hatten – weshalb sollten es also die jetzigen unbedingt tun? Immer deutlicher erkannte ich, wie beschränkt meine Perspektive war, wie wenig aussagekräftig. Dass ich im Moment keinen Weg sah, hieß nicht, dass es keinen gab, sondern nur, dass ich nach Kräften weitersuchen musste.

Je länger ich durchhielt, desto weniger konnte ich natürlich hinter meine eigenen Hoffnungen zurückgehen. In dieser Situation aufzugeben, wäre mir wie ein Verrat an all dem, was ich bisher erreicht hatte, vorgekommen. So oft hatte ich mich in den schwierigsten Situationen wieder hochgerappelt – und jetzt sollte ich mich fallen lassen? Nein, das kam nicht mehr infrage.

Früher war ich manchmal zu Patienten gekommen, die mir von vornherein gesagt hatten, es gehe nur noch um Sterbebegleitung. Bei der ersten Begegnung staunte ich dann meist nicht schlecht: Es stellte sich heraus, dass ihre Lage, rein medizinisch betrachtet, zwar ernst, aber durchaus nicht hoffnungslos war. Woher also ihre Überzeugung, in absehbarer Zeit ganz sicher sterben zu müssen? Ein Arzt hatte ihnen eine Zeitspanne genannt, das war alles. Jetzt saßen sie wie die Maus unterm Besen und starrten auf ihren Kalender. Etwas überspitzt gesagt: Sie waren darauf eingestellt, gehorsam zu sterben, nur um irgendeine Statistik zu bestätigen.

Man müsste mal untersuchen, wie die bloße Nennung eines Todeszeitpunktes sich auf die Wahrscheinlichkeit auswirkt, gerade dann tatsächlich zu sterben. Denn wenn Sie einen Arzt fragen: »Wie viel Zeit habe ich noch?«, nennt er in der Regel die mittlere Lebenserwartung bei Ihrer Krankheit. Leider, leider sagt er das nicht dazu. Denn diese mittlere Lebenserwartung hat mit Ihnen persönlich erst einmal nicht viel zu tun. Sie gibt Auskunft darüber, nach welcher Zeit Menschen mit derselben Krankheit im Durchschnitt gestorben sind. Vielleicht wird noch unterschieden nach Geschlecht, Alter bei Ausbruch der Krankheit, Zeitpunkt der Diagnose. Das ist aber auch schon alles. Es ist immer noch ein sehr grobes Raster. Diese Statistiken berücksichtigen weder, ob Sie psychisch stabil sind, ob Sie einen Lebenspartner, gute Freunde oder Geschwister haben, die Sie auffangen, oder ein Kind, für das Sie sorgen müssen. Ja, sie fragen nicht einmal, ob Sie überhaupt leben wollen oder nicht. Deshalb sind Statistiken für sich genommen nur hohle Zahlenakrobatik, die bestenfalls einen vagen Anhaltspunkt gibt. Und sie verschleiern oft das Wichtigste: dass niemand Ihnen sagen kann, wie lange Sie tatsächlich leben werden. Denn ob Sie an Krebs sterben, und wenn ja, wann und wie, das hängt zu einem ganz wesentlichen Teil von einem Faktor ab, den niemand berechnen kann: von Ihnen selbst. Von Ihrer Persönlichkeit, Ihrer Kraft, Ihrem Mut. Davon, ob und wie lange es Ihnen gelingt, Ihre inneren Reserven zu mobilisieren, mit Rückschlägen umzugehen und weiterzumachen. Niemals, glauben Sie mir, kann eine Statistik ein Todesurteil sein. Statistisch gesehen war ich im Sommer 2012 mausetot. Praktisch gesehen arbeitete ich an meiner Heilung.

Ich wusste nicht, ob ich jemals nach Lissabon kommen würde. Aber ich wusste, dass ich es wollte. Ich sah genau, was dagegen sprach. Und weil das so viel war, musste ich selbst auf jeden Fall dafür sprechen. Auch dazu hatte ich mich im Advent 2011 entschieden: zum kompromisslosen Hoffen. Damals, nach der Entdeckung des Rezidivs, hatte ich jede Illusion verloren. Die »Therapie« von Professor D. war auf ganzer Linie gescheitert. Nicht nur der Befund, auch meine innere Stimme sagte mir in aller Deutlichkeit, in welcher Gefahr ich mich befand. Und dennoch

63

schöpfte ich nach dem ersten Zyklus der Chemotherapie wieder Hoffnung. Vielleicht sogar gerade deshalb.

Auch wenn sich diese Therapie bald ebenfalls als unwirksam herausgestellt hatte – am Willen zur Hoffnung hielt ich fest. Denn die Hoffnung war es schließlich auch, die mich zu Jonas gebracht hatte.

Hoffnung ist für mich nicht irgendeine schwammige Mischung aus Selbstbetrug und Verdrängung. Hoffen heißt: sich zu vertrauen, sich eine Zukunft zuzutrauen. Schon daher kann wirkliche Hoffnung nicht entstehen, wenn man die Tatsachen leugnet. Wie soll ich mir vertrauen, wenn ich gleichzeitig versuche, mich zu betrügen? Wir können uns ja ohnehin nicht selbst betrügen. Vielleicht gelingt es, unsere innere Stimme für kurze Zeit zu übertönen, aber wir werden sie nicht zum Schweigen bringen.

Hoffen heißt für mich, meinen Blick und all meine Kräfte auf die Zukunft zu richten, die ich mir wünsche. Dazu muss ich wissen, von welchem Standpunkt aus ich sie betrachte und welche Kräfte ich überhaupt habe. Ich brauche einen klaren Blick.

Was Professor D. verkauft, sind Illusionen. Sie wirken nur so lange, wie man bereit ist, sich täuschen zu lassen. Kommt die Wahrheit ans Licht, fallen sie in sich zusammen (und hinterlassen eine entsetzliche Leere). Schon deshalb sind sie nicht irgendeine Form der Hoffnung, sondern etwas von ihr Grundverschiedenes.

Das Schlimme ist, dass Illusionen so maßlos sind. Sie machen sich breit in der Seele und besetzen den Platz, den die Hoffnung bräuchte. Die Therapie von Professor D. war nicht nur deshalb lebensgefährlich, weil sie nicht wirkte, sondern vor allem, weil sie Zeit kostete und den Beginn der Chemotherapie hinauszögerte. Auf der seelischen Ebene war es dasselbe. Mein Körper bekam Medikamente, die ihn beschäftigten, ihm aber nicht halfen, meine Seele wurde mit einer Zuckerwatte gefüttert, die sie nicht satt machte und ihr stattdessen jede Möglichkeit zum Wachsen nahm.

Dann kam die Ernüchterung. Ich sah meine Lage jetzt ganz klar. Und damit war zumindest eine Grundbedingung der Hoffnung endlich gegeben: Ehrlichkeit. Trotzdem brauchte es noch eine ganze Zeit, bis ich den Mut fand, wieder zu hoffen. Schließlich war ich ein Paradebeispiel für das, was man einen »hoffnungslosen Fall« nennt.

Durfte sich denn so ein Fall erdreisten, trotzdem zu hoffen? War ich denn verrückt? Nein, ich war einfach der festen Überzeugung, dass man keinem Menschen zu keiner Zeit das Recht auf Hoffnung absprechen darf. Wer hofft, behauptet ja nicht, dass alles gut ausgehen wird. Aber er lässt in seinen Gedanken diese Möglichkeit immerhin zu. Er konzentriert sich auf sie und schöpft daraus Kraft. Eine Kraft, die er dringend braucht und die zugleich die Erfüllung seiner Wünsche ein bisschen wahrscheinlicher macht. Dabei ist Hoffnung nie blind, auch nicht gegen die Möglichkeit des Scheiterns. Im Wahrig-Wörterbuch wird »Hoffnung« unter anderem definiert als »gläubiger Mut«. Das gefällt mir, weil es beide Aspekte enthält: das Vertrauen und gleichzeitig das Wissen, dass man selbst seine ganze Kraft zusammennehmen muss.

Bald gestand ich mir das Recht auf Hoffnung uneingeschränkt zu. Ich verteidigte meine Hoffnung nicht mehr gegen irgendwelche scheinrationalen Argumente – dazu war mir meine Kraft zu schade –, es reichte mir, dass ich sie hatte. Und dass ich sah, wie sie mir half.

Wenn es mir allzu schwer fiel, rief ich in mir die Erinnerung an Frau S. wach. Als ich sie kennenlernte, war sie am Schwarzen Melanom erkrankt, der wohl schwersten Form von Hautkrebs. Ihr Körper war durchzogen von Metastasen, ihre »offizielle« Lebenserwartung betrug ein paar Wochen. Sie hoffte nicht mehr auf Heilung. Aber sie hoffte, den dritten Geburtstag ihrer Tochter zu erleben. Schon das klang in den Ohren vieler sehr verwegen. Bis dahin waren es noch mehr als sechs Monate. Eine Zeit, die ihr kein medizinisches Gutachten mehr gegeben hätte.

65

Unbeirrbar ging Frau S. an die Arbeit und ich unterstützte sie. Wenn ich nicht gerade Energieübungen mit ihr machte, suchte ich einen Chirurgen, der bereit war, unser Ziel zu respektieren und Frau S. – den »hoffnungslosen Fall«, der trotz allem noch diese eine große Hoffnung hatte – zu operieren. Es gelang. Wir fanden einen herausragenden Arzt. Er trug Frau S. mit durch diese Zeit und zögerte ihren Tod hinaus. Wegen der Metastasen drohte ihr immer wieder ein Darmverschluss, aber sie gab nicht auf. Mehrmals wurde sie operiert, und jedes Mal waren wir froh, wieder ein paar Wochen gewonnen zu haben. Auf diese Weise erreichte Frau S. ihr Ziel.

Ich bin ziemlich sicher, dass sie keine sechs Monate mehr durchgehalten hätte, wenn ich versucht hätte, sie in Illusionen zu wiegen.

Natürlich würde ich jetzt gerne schreiben können, dass sie weit über ihr Ziel hinausgeschossen sei, dass sie bis heute überlebt habe und sich bester Gesundheit erfreue. Aber es wäre nicht wahr. Hier zu lügen hieße, das Erreichte gering zu schätzen. Frau S. starb, aber erst kurz nach dem Geburtstag ihrer Tochter. Wie viel das bedeutet, kann nur ermessen, wer sich die Ausgangslage vor Augen hält. Durch ihren Mut, ihren Willen, ihre Hoffnung schaffte Frau S. etwas beinahe Unmögliches. Ihrer Tochter machte sie damit ein großes Geschenk. Das größte, das sie ihr noch mitgeben konnte.

Möglicherweise erinnert sich diese Tochter heute kaum noch an ihren dritten Geburtstag. Aber sie wächst auf mit dem Wissen, dass sie für ihre kranke Mutter über Monate hinweg ein Grund war, weiterzukämpfen. Dieses Wissen wird ihr ein Leben lang den Rücken stärken.

Auch meine Tochter ist ein sehr guter Grund, weiterzuleben. Jedes Mal, wenn sie zur Tür hereinwuselt, in ihrer unnachahmlichen jugendlichen Mischung aus Lebensgier, Übermut, Unsicherheit, Aufbegehren, Selbstzweifeln und so vielem mehr, denke ich: Wir schaffen das!

Und dann gab es natürlich andere Zeiten, in denen ich mich einfach nur verkriechen wollte. Nichts mehr hören von all den Plänen, an die ich eben noch geglaubt hatte, auf niemanden mehr Rücksicht nehmen, nur meiner Wut und Verzweiflung freien Lauf lassen. Aber auch von diesen Phasen hatte ich inzwischen so viele erlebt, dass ich anfing, ihnen zu misstrauen und sie differenzierter zu sehen. Jetzt, da ich »nur« noch in der Hormon-, nicht mehr in der Chemotherapie steckte, konnte ich die ganze Sache doch endlich mal mit etwas Abstand betrachten. Wenn ich momentan schon keine genauen Ideen für die Zukunft hatte, dann konnte ich mir zumindest die Zeit nehmen, aus den Fehlern der Vergangenheit zu lernen.

Ein typischer Moment der Verzweiflung war es gewesen, als im Mai 2012, nach dem fünften Zyklus der Chemotherapie, auf einmal wieder alles infrage stand. Die Bilder meines Rezidivs hingen vor mir an der Leuchtwand. Da gab es nichts mehr zu deuten oder zu relativieren. Da hätte genauso gut in roten Lettern stehen können: »Alles nutzlos.« Es war ein Rückschlag, dem man nicht mehr ausweichen konnte. Wie ein angezählter Boxer blieb ich erst einmal liegen, ohne zu wissen, wo oben und unten war. Geschweige denn, woher ich noch Hoffnung nehmen sollte.

Dann, bei 9 ½, stand ich wieder auf den Beinen. Und erkannte plötzlich, dass die Sache vielschichtiger war. Ein Rückschlag dieser Größenordnung verdunkelt zunächst alles. Umso wichtiger ist es, genau hinzusehen. Langsam und sehr bewusst erinnerte ich mich, ich tastete ich mich nicht nur an diesen einen schrecklichen Moment heran, sondern auch an das, was in den Wochen zuvor passiert war. Was musste ich mir vorwerfen? Aber ebenso: Was hatte ich richtig gemacht? Und da fiel zuallererst ein wirklich großer Erfolg auf. Die Bilder, die mich so entsetzt hatten, waren einzig und allein auf meine Veranlassung hin gemacht worden. Nach einem Termin im Brustzentrum München hatte ich trotz allem auch auf der MRT bestanden. Ich war eben nicht dem ersten Impuls gefolgt, hatte mich nicht verkrochen, sondern hatte Verantwortung übernommen und das einzig Richtige getan.

67

Und diesen Erfolg hätte ich fast übersehen. Ein gutes Beispiel dafür, wie wichtig uneingeschränkte Selbstreflektion ist. Viele Menschen, und gerade Frauen, neigen dazu, Erfolge als selbstverständlich hinzunehmen und nur die Niederlagen zu bemerken. Es wird Zeit, sich das abzugewöhnen. Erfolge wie dieser sind schwer zu entdecken, weil sie überschattet werden von den Rückschlägen. Aber dass wir sie selbst unter solchen Umständen erzielt haben, zeigt doch nur, wie groß sie sind. Mir bewies dieser Erfolg vor allem eins: Ich hatte noch Kraft in mir, mehr als ich dachte.

Diese Kraft machte es mir möglich, ebenso zu fragen: Was hast du versäumt? Was genau hat diesen Rückschlag begünstigt? Auch da wurde ich fündig. Ich hatte das Wachstum gespürt. Deutlich. Und mich dennoch zu lange in Sicherheit wiegen lassen. Das also galt es, in Zukunft besser zu machen. Und vor allem: die eigene Kraft nicht mehr aus den Augen zu verlieren.

Natürlich ging das nicht von heute auf morgen, aber ganz langsam rappelte ich mich wieder hoch, rieb mir die Augen und sah mich nach weiteren Heilmethoden um. »Immer wieder Rückschläge, immer wieder diese Anspannung aller Kräfte«, wunderten sich meine Freunde, »dass du dabei nicht verzweifelst!« Das täuschte natürlich. Manchmal verzweifelte ich schon. Aber nie endgültig. Ich wusste, dass ich mich der Verzweiflung nicht hingeben durfte.

Wenn ich spürte, wie sie heraufzog und Besitz von mir ergreifen wollte, hielt ich mit aller Kraft dagegen. Wenn sie nicht lockerließ, verhandelte ich mit ihr. Von Zeit zu Zeit war es sogar ganz heilsam, ihr einen Nachmittag abzutreten. Schon, um ihr auf die Schliche zu kommen und zu sehen, aus welchen Zweifeln sie sich eigentlich zusammensetzte. Und was ich gegen sie tun konnte. Aber selbst einen einzigen Nachmittag kriegte sie nicht ohne eine solide Absicherung. Ich ließ mich nicht mehr einfach so in Besitz nehmen. Wenn es wieder mal so weit war, plante ich schon vorsorglich etwas für den Abend, was mir guttun würde.

Und was ich unter keinen Umständen absagen konnte. Ich lud zum Beispiel meine beste Freundin ein. Ich sagte zu ihr: »Egal, ob ich dir den ganzen Tag die Ohren volljammere und dir erkläre, warum es heute leider doch nicht passt – du kommst, ja?« Und sie kam. Sie schaltete ihr Handy für ein paar Stunden ab, las keine meiner Mails und stand Punkt sieben vor meiner Tür. Manchmal fand sie dahinter ein Häufchen Elend, das noch immer vor Selbstmitleid verging. Dann kratzte sie es mühsam vom Boden und schleifte es zum Sport. Auch dafür hatte sie eine »Vollmacht« von mir (Bewegung ist eines der besten Mittel gegen Verzweiflung). Meistens hatte ich mich aber schon wieder ein bisschen erholt, zumindest hatte ich es versucht, weil ich ja wusste, dass sie kommen würde. Ich hatte die Wohnung geputzt, den Kühlschrank gefüllt, versucht, mich zu erinnern, welchen Wein meine Freundin am liebsten trinkt, und unter all diesen kleinen Arbeiten und Gedanken war plötzlich gar kein Platz mehr gewesen, mich sinnlos um mich selbst zu drehen und immer weiter in meine Verzweiflung hineinzuschrauben. So oder so waren diese Abende Balsam für mich und meine Seele. Spätestens ab halb sieben wusste ich: Genug geheult, es geht wieder aufwärts. Hatte meine Freundin keine Zeit, dann suchte ich mir ein anderes Gegengewicht. Aber nie überließ ich mich der Verzweiflung ohne zu wissen, was mich später wieder in Balance bringen würde. Oder wenigstens die Verzweiflung für ein paar Stunden unterbrechen würde. Gerade in meiner Lage konnte ich es mir nicht leisten, sie zur Depression anwachsen zu lassen.

69

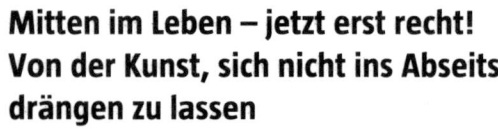

Mitten im Leben – jetzt erst recht! Von der Kunst, sich nicht ins Abseits drängen zu lassen

Wiederentdeckung der eigenen Kraftreserven. Es gab sie immer. Aber die Suche brauchte viel Zeit. Selbst, als ich schon genau wusste, dass sie irgendwo sein mussten ... ich wusste nicht wo. Jeder, der ein Kellerabteil sein Eigen nennt, wird ahnen, was ich meine. Schätze lagern bevorzugt in einer unscheinbaren Schachtel in der hintersten Ecke. Man muss erst lernen, sie zu heben. Auch das ist eine Frage der Übung.

Beim ersten Versuch watet man knöcheltief durch Spinnweben und flucht über sich und die Welt. Beim nächsten Mal hat man immerhin schon eine grobe Richtung, man kennt die verwinkelten Gänge zwischen den Kartons voll mit nutzlosem Zeug. Und irgendwann hat man dann wirklich mal aufgeräumt. Man kommt hinein, alles liegt gut sortiert vor einem, ein Griff und man hat, was man so dringend braucht. Dann muss man nur noch dafür sorgen, dass es so bleibt.

Wichtig ist, dass man nie aufgibt, sich nicht einigelt in seinem Chaos. Wie oft hilft ein unbefangener Blick von außen! Schwerstkranke neigen dazu, sich isoliert zu fühlen. Leider auch dazu, sich selbst zu isolieren. Ich bin die Letzte, die das nicht verstehen würde. Die Situation scheint wie dafür geschaffen: In unserem Körper vollziehen sich Dinge, die niemand nachempfinden kann, unsere Seele beschäftigt sich auf einmal mit einem Thema, das Gesunde meiden, wo es nur geht. Schon unser krankes Aussehen konfrontiert jeden Besucher mit seinen eigenen Ängsten. Wir sind nicht mehr so stark und fröhlich und gesellig, wie man uns kennt. Freunde ziehen sich hilflos zurück. Und dann die praktische Seite: Wir können einfach nicht mehr alles mitmachen. Unsere Kraft ist sehr begrenzt, wir müssen sie sorgfältig einteilen. Oft kommt auch noch eine finanzielle Misere hinzu. Wir gehen nicht mehr mit Freunden zum Essen oder ins Kino, wir müssen sie stattdessen um Geld für die Behandlung bitten.

So stellte sich auch bei mir das Gefühl, isoliert zu sein, nicht mehr dazuzugehören, ganz automatisch ein. Ständig, bei jeder kleinsten Alltagsbeschäftigung, drohte von dort ein »Überfall«.

Ich gab mir Mühe, schminkte mich, zog mich besonders gut an. Um in den Supermarkt zu gehen. Schon das war nicht unbedingt »normal«, aber mir sollte es helfen, ich wollte nicht auch noch durch Schlampigkeit auffallen. Ich machte mich also auf den (kurzen) Weg. Immer wieder musste ich kleine Pausen einlegen, so sehr war ich geschwächt durch den Krebs und die erfolglosen Versuche mit der Chemotherapie. Aber das merkte noch niemand, ich hätte ja wegen der Schaufenster stehen geblieben sein können. Als ich den Supermarkt betrat, ahnte keiner, welches Stück Arbeit schon hinter mir lag. Und das Schlimmste kam ja erst noch: das künstliche Licht, das Suchen, die Wege, die klein gedruckten Preise, das Rechnen. Das Piepsen der Kassen, das Sirren der Warenscanner, das Brummen der Kühlanlagen, die mich immer dann erwischten, wenn ich es gerade ein paar Sekunden geschafft hatte, mich zu konzentrieren. Das Drängeln derer, die schneller waren als ich. Die es sich dank ihrer Gesundheit leisten konnten, es eilig zu haben. Der Boden vor der Fleischtheke, der zu glatt war für mich. Der Einkaufswagen, dessen Räder doch ein bisschen zu schwergängig waren. Aber sollte ich ihn wirklich zurückbringen? Den ganzen Weg noch einmal? Würde ich das schaffen? Lohnte es sich? Für mich war das eine Entscheidung, die wirklich überlegt sein wollte. Die Räder waren keineswegs komplett blockiert, einem Gesunden wäre daran wahrscheinlich nicht das Geringste auffallen. Ich krallte meine Hände um

71

die Stange dieses verdammten Wagens und wusste nicht, was ich machen sollte. Der ganze Laden voller Fallen, voller Grausamkeiten und Demütigungen. Wie konnten die bloß alle hier so selbstverständlich einkaufen? Geradezu fröhlich? Es war nicht kleinzureden: Für sie war die Welt eine andere als für mich. Ich kam mir vor wie eine steinalte Frau.

Dann sah ich eine steinalte Frau. Etwas langsam, aber unermüdlich arbeitete sie sich von Regal zu Regal. Ging einen kleinen Umweg, damit sie am Käsestand vorbeikam. Probierte und plauderte mit den Verkäuferinnen. Sie schien ihren Einkauf regelrecht zu genießen. Ich hätte heulen können. An der Kasse stand die alte Frau vor mir. Einfach so. Es machte ihr offensichtlich nicht das Geringste aus, sich anzustellen und zu warten. Mir dagegen rannen schon nach ein paar Minuten die Schweißtropfen auf den schönen, sauberen Kragen. Als ich die Kasse hinter mich gebracht hatte, war mein Projekt »Einkaufen« beendet. Ich rettete mich ein paar Meter weiter, auf die Ablagefläche, dorthin, wo jetzt alle ihre Sachen sortieren und einpacken wollten. Ich setzte mich hin und rief Wolfgang an. Bat ihn, mich mit dem Auto abzuholen. Nicht, weil ich feige gewesen wäre oder faul, einfach, weil es nicht mehr ging. Weil ich von dieser halben Stunde Alltag so erschöpft war wie ein Marathonläufer. Davor konnte ich nicht die Augen verschließen. Ich konnte mich nicht einfach unter die anderen mischen als wäre nichts. Wolfgang kam, nahm mich in den Arm, stützte mich. Er war liebevoll, hilfsbereit, geduldig. Und trotzdem fühlte ich mich unendlich einsam. Egal, wie sie sich bemühten, Wolfgang und alle Freunde und Bekannten, immer wieder gehörten sie zur »anderen Seite«. Immer wieder war ich außen vor, war die, auf die man Rücksicht nehmen musste, die nicht mitmachen konnte, die alle anderen aufhielt ... Es wäre zum Haare Raufen gewesen, wenn ich noch genug davon gehabt hätte.

Wohin sollte ich mich wenden? Lag es nicht nahe, es mit »Leidensgenossen« zu versuchen? Wenn die Welt der Gesunden mich ausschloss – weshalb sollte ich mich nicht den Kranken anschließen? Dorthin gehen, wo die Maßstäbe andere waren, wo man mich verstehen würde? Diesen einen tragischen Vorteil hatte ich doch immerhin: Meine Erkrankung war nun wirklich kein Einzelschicksal. Mit Sicherheit würde ich andere Patienten finden, die Ähnliches durchmachten oder schon überstanden hatten. Ich kannte ja sogar schon viele, aus der Klinik und über private Kontakte. Und bei dieser Vielfalt – musste es da nicht ein Kunststück sein, unter all den Patienten keinen Vertrauten zu finden? Sollte ich nicht einfach ein bisschen genauer hinsehen und meine Freunde mehr und mehr in diesen Kreisen suchen?

Manche neuen Freundschaften dieser Art hatten sich bereits während der Chemotherapie ergeben, fast von selbst, im Sinne einer Schicksalsgemeinschaft im Wartezimmer. Man sah sich fast jeden Monat, wechselte ein paar Worte – und war jedes Mal sofort »mitten im Thema«. Das hatte etwas sehr Verbindendes. All die Umschweife, die man mit Gesunden machte, bis man wusste, wie belastbar und auch wie sensibel sie waren, konnte man sich hier sparen. Hinzu kam, dass man Gesunden vieles vorspielen konnte, was diese Kranken sofort durchschaut hätten. So ging es fast zwangsläufig von Anfang an offener und gelassener zu. In gewisser Weise konnte das sehr entspannend sein.

So verlockend es manchmal schien, hier weiterzumachen, meine Bekanntschaften aus der Zeit der Chemotherapie intensiver zu pflegen – ich entschied mich doch sehr bewusst dagegen. Denn ich merkte auch, wie glücklich ich war, diesen Wartezimmern entronnen zu sein. Je genauer ich mich an die Einzelheiten dieser Gespräche erinnerte, desto deutlicher wurden mir ihre Schattenseiten.

Denn »mitten im Thema« hieß auch: aussichtslos verstrickt in die Krankheit. Wie waren diese Gespräche denn tatsächlich abgelaufen? Man hatte einander herzlich begrüßt – man war sich ja durchaus sympathisch geworden – und dann herrschte erst einmal ein kurzes, merkwürdiges Schweigen. Jeder tastete den

73

anderen mit Blicken ab (ging's halbwegs passabel, schlecht, oder doch miserabel?). Der Erste traute sich zu fragen, sehr behutsam (Und ...?) – und kurz darauf waren schon alle Dämme gebrochen. Man saß beieinander und klagte. Hemmungslos. Denn der andere würde einen verstehen. Fast war es wie ein Wettbewerb: Wer hatte noch mehr zu erzählen? Wer hatte den größten Rückschlag erlitten? Wer war am schlechtesten behandelt worden? Niemand wollte das, es war niemandem bewusst – und es lief doch fast immer so ab. Die Gruppendynamik war einfach stärker. Wenn wir uns ihr nicht gezielt in den Weg stellten.

Schon nach kurzer Zeit hatte ich gemerkt, es war nicht nur die Chemotherapie, die mich schlauchte, es war die ganze Atmosphäre. Jedes Mal brauchte ich mindestens einen Tag, um mich von den Gesprächen zu erholen. Je ernster meine Lage wurde, desto weniger ertrug ich die Hiobsbotschaften aus dem Wartezimmer. Immer mehr Mühe kostete es, mich wieder aufzurichten, daran zu glauben, dass ich inmitten all dieser Verzweiflung eines der wenigen Gegenbeispiele werden, dass ich überleben würde. Irgendwann sagte ich mir: Das kann nicht sein, dauernd über »die Atmosphäre« zu klagen und unter ihr zu leiden – wenn man selbst doch ein Teil davon ist.

Mein Vorschlag stieß zunächst auf größte Skepsis. »Kartenspielen? Jetzt?« Nahm ich die Geschichten nicht ernst? Die Erkrankungen nicht? Gar meine Mitpatienten? Doch. Und genau deshalb wollte ich die Situation verändern. Wir alle waren labil. Niemand wusste, wie es für ihn weitergehen würde. Wem war damit geholfen, wenn wir einander gebetsmühlenartig wiederholten, wie schlecht es um uns stand? »Na, du hast wohl die Ruhe weg!« Nein, ich suchte nur Mittel, sie zurückzugewinnen. Eben weil ich genauso nervös war wie alle anderen, wollte ich diesen Teufelskreis endlich durchbrechen. Ich ließ mich nicht beirren. Die Ersten ließen sich wohl mehr aus Langeweile darauf ein, andere aus Neugierde, wie auch immer: Nach und nach merkten auch sie, dass

74

es ihnen guttat. Sie wirkten geradezu erleichtert. Auch die Ärzte und Schwestern staunten nicht schlecht, wenn sie statt des üblichen dumpfen Gemurmels plötzlich hörten: »Du bist dran!« oder »Trumpf!« Ich war überzeugt, es war für die bevorstehende Therapie eine bessere Vorbereitung, als noch einmal gemeinsam alle Ängste durchzukauen. Mir jedenfalls half dieses kleine bisschen Normalität, gerade unter so »anormalen Umständen«, sehr.

Ich hatte also geradezu fieberhaft nach einer Möglichkeit gesucht, diese Krankheitsgespräche zu unterbrechen, und es war mir, nach einigem Widerstand, schließlich gelungen. Aber konnte ich solchen Aufwand immer wieder betreiben? Oder durfte ich gar riskieren, dass auch für mich bald die Krankheit der Normalzustand werden würde und die Welt der Gesunden das Unerreichbare? Nein, dagegen wehrte ich mich mit Händen und Füßen. Es war gut, dass ich die Chemotherapie abgebrochen hatte, und mindestens ebenso wichtig war es, dass ich mich von solchen Gesprächen ab sofort fernhielt.

Aus demselben Grund weigerte ich mich, einer Selbsthilfegruppe beizutreten. Zu deutlich war meine Erinnerung an eine Patientin, die ich begleitet hatte. Als ich sie kennenlernte, war sie schon fest in so einer Gruppe verwurzelt. Sie befand sich in einer sehr kritischen Phase, aber anstatt mit allen Kräften dagegen anzugehen, nahm sie die zunehmenden Einschränkungen einfach hin. Das Kranksein wurde ihr immer selbstverständlicher, dagegen kam ich mit meinen Appellen nicht an. Den übrigen Teilnehmern ihrer Selbsthilfegruppe ging es ja schließlich auch nicht anders. Immer fand sie dort jemanden, der sagte: »Ja, kein Wunder, dass es dir nicht gelingt, ist schon verdammt schwer, geht mir genauso!« Aufgrund ihrer eigenen Hilflosigkeit konnten diese Menschen auch einander nicht wirklich helfen. Die, die sie wirklich hätten motivieren können, waren meistens schon nicht mehr dabei. Viel zu selten besuchte mal ein geheilter Patient seine ehemalige Selbsthilfegruppe. Die Gesunden zogen weiter, die Kranken blieben unter sich, meine Patientin mitten unter ihnen. In den Gruppenstunden folgten auf jede positive Nachricht notgedrungen drei erschütternde.

Zwischendurch traf man sich auf Beerdigungen. Da konnten sich die Psychologen noch so sehr bemühen, das Augenmerk auf die Heilung zu lenken – dieses geballte Leid schien einfach dagegen zu sprechen. Machtlos musste ich zusehen, wie die Patientin abbaute. Eine Besserung trat tatsächlich erst ein, als sie sich mit einem Mitglied der Gruppe so überwarf, dass sie von weiteren Besuchen dort absah. Dieser Streit war ein reiner Zufall, es ging nicht einmal um die Krankheit dabei, aber ich stellte doch sehr erleichtert fest, dass meine Patientin sich vollkommen umorientierte, nachdem sie die Gruppe verlassen hatte. Erst jetzt begann sie, wirklich an ihrer Heilung zu arbeiten.

Ich weiß nicht, ob ich deshalb grundsätzlich von Selbsthilfegruppen abraten soll. Sicher gibt es auch da erhebliche Unterschiede, bei den Teilnehmern, bei der Moderation, in jeder Hinsicht. Aber so viel kann ich sagen: dass man die oben geschilderten Fallen im Blick behalten sollte, in aller Offenheit sich selbst gegenüber. Dass man sehr bewusst gegensteuern muss, wenn die Krankheit droht, der Mittelpunkt des Lebens zu werden. Sie hat sowieso schon viel zu viel Macht über uns, wir dürfen ihr nicht noch mehr geben.

Für mich zumindest schied diese Option also aus. Nur wenige Kontakte zu Mitpatienten erhielt ich aufrecht. Ich konzentrierte mich auf jene Menschen, die ähnlich über ihre Krankheit dachten wie ich, die sich ebenso sehr für ihr Überleben einsetzten. Anfangs hatte ich deshalb beinahe ein schlechtes Gewissen. Schließlich empfand ich auch großes Mitleid mit denen, die sich offensichtlich aufgegeben hatten. Niemals wäre ich auf die Idee gekommen, sie deshalb zu verurteilen. Denn ich wusste ja, wie viel Kraft es kostete, diese Falle zu umgehen. Trotzdem hielt ich an meiner Entscheidung fest. Im Moment, als selbst an Krebs Erkrankte, musste ich sehr genau darauf achten, wem ich mich anschloss – aus reinem Selbstschutz. Denn unbewusst übernimmt man viele Verhaltensweisen und Einstellungen. Es hilft keinem, wenn zwei sich zusammentun, um gemeinsam die scheinbare Ausweglosigkeit ihrer Lage zu beklagen und zu beschwören. Für den Moment mag es erleichternd wirken, für die Prognose ist es fatal.

Von ein paar krebskranken Kämpfernaturen abgesehen, hatte ich also viel mehr gesunde Freunde und Bekannte als solche, die in derselben Lage waren wie ich. Ich weiß nicht, ob man das verallgemeinern darf, aber für mich persönlich war es lebenswichtig. Die gesunden Freunde konnten mir viel deutlicher mein Ziel vor Augen führen, schon durch ihre bloße Anwesenheit. Wenn ich im Garten saß und ihnen beim Tischtennis zusah, dachte ich: Das ist es, wo du hin willst! Sicher versetzte es mir auch mal einen Stich, etwa als ein Freund anrief, um sich mit Wolfgang für eine Radtour zu verabreden. Aber ziemlich bald habe ich gesagt: Trainiert fleißig, denn nächstes Jahr komm ich auch wieder mit! Und ich konnte immer sofort sehen, wie jeder kleinste Fortschritt in Sachen Gesundheit, Kraft und Beweglichkeit mich auch meiner Familie, meinen Freunden und einem »normalen« Leben näher brachte. Ich habe mir meinen Platz darin Schritt für Schritt zurückerobert. Dazu musste ich ihn natürlich immer im Blick behalten.

Leider musste ich die Erfahrung machen, dass sich gerade die gesunden Freunde oft ihrerseits von mir abwandten. Fast schien es einen geheimen Mechanismus zu geben: Die Kranken suchten meine Nähe, die Gesunden grenzten sich ab. Ein paar sehr enge Freunde hatte ich bereits verloren. Obwohl sie mir nach wie vor am Herzen lagen. In einigen Fällen hatte ich lange versucht, den Bruch noch zu verhindern oder zu kitten. Wahrscheinlich hatte auch ich in diesen Freundschaften Fehler gemacht. Welche, das nahm ich mir vor, noch herauszufinden. Und dennoch musste ich in dem Moment einsehen, nicht viel tun zu können. Außer: mir neue Freunde zu suchen. Und auf die bestehenden Freundschaften besser achtzugeben.

Ich glaube, jeder Krebspatient kennt diese Phasen, in denen er feststellt: Meine Umgebung unterstützt mich nicht so, wie ich es bräuchte. Das ist kein Vorwurf und man muss sich nicht dafür schämen. Es ist zunächst einfach nur die Feststellung einer Tatsache. Dabei ist es gar nicht so wichtig, ob der Patient selbst die Unterstützung unbewusst sabotiert oder ob die Angehörigen überfordert sind oder beides zusammenspielt. Im Moment ist nur wichtig, festzustellen: Hier empfinde ich einen Mangel. Entscheidend ist dann der nächste Schritt. Verharre ich in dieser Situation, stehe ich trotzig da und rufe »es sollte aber anders sein!«? Schimpfe ich zum Beispiel auf Freunde und Verwandte, die alle ihr Bestes geben, so lange, bis ich auch die letzten vertrieben habe? Oder versuche ich selbst, die Situation zu ändern? Suche ich Hilfe dort, wo ich sie bekommen kann? Wenn es hier keinen Halt gibt, ist es dann nicht geradezu meine Pflicht, ihn woanders zu suchen? So lange, bis ich fündig werde? Damit meine ich nicht, dass man Freundschaften vorschnell beenden soll, ganz im Gegenteil. Ich glaube, das Wichtigste ist, herauszufinden, wo man welche Unterstützung bekommen kann, und sie aktiv zu suchen. Und wenn die Hilfsbereitschaft seltsame Wege geht, wenn manche Ratschläge fast lächerlich wirken oder beleidigend oder mindestens deplatziert, dann heißt es eben: weitersuchen.

So unterschiedlich wie die Menschen sind, so unterschiedlich sind ihre Fähigkeiten, zu helfen. Niemand ist darin perfekt. Ich kenne Patienten, die von ihrem hochsensiblen Bruder, der eine wunderbarer Zuhörer ist, fordern, dass er »endlich mal zupackt« und ihnen bei all den praktischen Dingen hilft, während sie ihre handfeste, pragmatische Ehefrau in lange, nervenzehrende Gespräche zu verwickeln suchen. Das ist eine sichere Methode, drei gutwillige Menschen tief unglücklich zu machen.

Es hat nichts mit Egoismus zu tun, wenn man versucht, »von jedem das Beste« anzunehmen. Im Grunde ist es bei Freunden kaum anders als bei der Suche nach dem richtigen Arzt. Freunde, Angehörige, Therapeuten, Pfleger und Ärzte, sie alle wollen ja helfen. Es ist gerade ein Zeichen von Achtung, zu erkennen, wer was geben kann, und ihm zu danken, wenn er genau das gibt. Und da kommt tatsächlich sehr viel zusammen.

Mir jedenfalls halfen in dieser Zeit die verbliebenen Freunde enorm. Und auch einige, die neu hinzukamen. Nach und nach baute ich mir einen kleinen Kreis auf, der wirklich verlässlich war und mit meiner Krankheit umgehen konnte. Das gelang jedoch nur, weil auch ich an mir arbeitete. Und weil wir viel darüber sprachen, was wir voneinander erwarteten, was uns verunsicherte oder wo wir uns missverstanden fühlten.

Endlich fing ich an, das umzusetzen, was ich meinen Patienten früher geraten hatte. Wenn sie sich beschwerten über ihre scheinbar verständnislose Umgebung, hatte ich sie ermutigt, offen zu bleiben, flexibel auf die Eigenarten der anderen zu reagieren, ihren Freunden und Angehörigen Brücken zu bauen. Manchen half es schon, wenn ich sie fragte: »Würden Sie sich selbst in diesem Zustand gerne besuchen?« Kurze Zeit später sahen sie zwar nicht gesünder aus, aber sie saßen aufrechter da, achteten mehr auf ihre Umgebung, erschienen zugänglicher. Und bald waren sie es auch.

Wir sind allein auf der Welt, insofern, als wir die Kraft zur Heilung nur in uns selbst finden können. Geben wir uns auf, kann sich unser Umfeld noch so sehr bemühen, es wird nichts nützen. – Und wir sind geborgen in der Welt, insofern, als es überall Hilfe gibt. Vielleicht nicht dort, wo wir im Moment gerade stehen, aber dann müssen wir uns eben bewegen.

Noch lange spürte ich diesen seltsamen Bannkreis um mich, den wir als Kranke mit uns herumschleppen. Aber ich wusste: Egal wie schwer es mir fiel, ich musste ihn auch von meiner Seite durchbrechen. So oft es eben ging. Und je häufiger es mir gelang, desto durchlässiger wurde er schließlich.

Es gibt viele verschiedene Arten, zu den Gesunden hinüberzukommen. Eine davon ist – naheliegenderweise – Bewegung. Gepredigt hatte ich sie oft, aber die für mich selbst hilfreichste Methode fand ich erst durch Zufall. Es fing an einem ziemlich verzweifelten Wochenende an. Ich wartete mal wieder auf Befunde. Hatte ein Gefühl völliger Ohnmacht. Glaubte mich einfach nur abhängig von einem »Urteil«, das über mich hereinbrechen würde. Laufend fragte ich mich, was ich falsch gemacht hatte. Manches wurde dabei klarer, vieles nur immer dunkler.

Die Versuchung wuchs, mich fallen zu lassen, mich einzuigeln, aufzugeben, einfach alles hinzuschmeißen. Ich konnte ja doch nichts tun. Dann erschrak ich vor mir selbst. Was war denn dieses »alles«, das ich da hinschmeißen wollte? Das war ich. Und was sollte das überhaupt – »ich kann ja nichts tun«? Ich kannte so viele Beispiele, auch aus schwierigsten Situationen, in denen Patienten alles, was sie für sich tun konnten, getan haben. Ich sollte doch eigentlich wissen, wie viel das war. Was für einen gewaltigen Unterschied es machen würde, ob ich passiv erduldete oder mich wirklich mit meiner Situation auseinandersetzte und meinen Handlungsspielraum, wäre er auch noch so klein, nutzte. Ja, ich hatte sogar oft beobachtet, wie dieser Spielraum durch intensive Nutzung immer größer geworden war.

Dennoch schaffte ich es nicht. Alle Einsichten blieben rein theoretisch. Ich wusste, was richtig war, und tat das Gegenteil. Da erkannte ich: Du stehst am Abgrund.

Um nicht noch weiter in sinnlose Grübelei abzugleiten, schleppte ich mich nach draußen. Nur ein bisschen frische Luft schnappen. Dann weitersehen. Wahrscheinlich zum Psychotherapeuten (sofern ich am Samstag einen auftreiben könnte). Und dann stand da in unserem Garten diese Tischtennisplatte.

Ich probierte es aus. Lustlos zuerst. Nur um mich abzulenken. Mit der rechten Hand konnte ich nicht mehr spielen. Also mit der linken. Das Ergebnis weckte meinen Ehrgeiz. Was für ein täppisches Gestöpsel! Das konnte so nicht bleiben. Plötzlich hatte ich, mehr oder minder durch Zufall, eine Trainingsaufgabe entdeckt, die mich reizte. Und die meine Aufmerksamkeit für eine kurze, sehr erholsame Zeitspanne fesselte. Natürlich hatte ich dem Zufall auf die Sprünge geholfen, ihn ermöglicht, indem ich nach draußen gegangen war. Ich hatte den ersten Schritt gemacht, der Rest ergab sich wie von selbst.

Keine Frage, ich ging am nächsten Tag wieder hin. Wolfgang nahm ich gleich mit. Wir spielten und spielten. Und dieses Mal konnte ich sogar über mich lachen, wenn ein Ball absurde Kapriolen vollführte.

Alles an diesem Wochenende war ursprünglich dazu geeignet gewesen, mich in eine handfeste Depression zu stürzen. Das Warten, die Ohnmacht, Missverständnisse mit Wolfgang. Und jetzt standen wir, am Sonntagabend, zwölf Stunden vor der Befundbesprechung, lachend im Garten und spielten.

Von da an machte ich große Fortschritte in meiner »Tischtennistherapie«. Allein die Erinnerung an dieses Wochenende ist enorm viel wert. Immer, wenn mich Angst und Zweifel aufzufressen drohten, wusste ich: Das war schon einmal so gewesen. Ich hatte einen solchen Tiefpunkt schon einmal erfolgreich überwunden. Außerdem ging es immer besser. Ich sah sofort, dass sich das Training auszahlte. Nach und nach erhöhte ich sogar den Schwierigkeitsgrad. Ich erfand immer neue Spielregeln, damit der Reiz wuchs und es eine echte körperliche Ertüchtigung wurde.

Um das Tischtennis voll und ganz auszunutzen, versah ich jeden einzelnen Schlag mit der Affirmation »Ich gewinne!«. Dabei ging es mir natürlich nicht um das Spiel. Dass ich auch die Matches inzwischen tatsächlich fast alle gewann, zeigte mir meine gute Entwicklung. Aber es war nur ein äußerlicher Nebeneffekt, verglichen mit dem eigentlichen Zweck. Vor allem stärkte ich dadurch laufend meine mentale Kraft.

Das ist ein großer Vorteil der Bewegung: Sie ist eine hervorragende Basis für Visualisierungen. Wer zum Beispiel Schwierigkeiten hat, sich etwas plastisch vorzustellen, dem hilft oft schon ein Ortswechsel. Mit vielen meiner Schützlinge bin ich zum nächsten Fluss gewandert. Wir haben uns ans Ufer gestellt und das Atmen geübt. Gesundheit und Lebenskraft haben sie eingeatmet – den Ballast, das Verbrauchte und Furchterregende ausgeatmet. Dann haben sie sich vorgestellt, all das, was sie krank macht, abzustreifen und an den Fluss zu übergeben, damit er es davontragen und in nichts auflösen konnte. Das, was die Patienten im Krankenzimmer wie eine sinnlose Trockenübung absolviert hatten, wurde ihnen hier mit einem Mal plausibel. Jedem, der das für esoterischen Unfug hält, kann ich nur empfehlen, es auszuprobieren. Es gelingt fast allen und ist so wirksam, dass man nicht darauf verzichten sollte.

Insofern ist Bewegung immer mehr als reine Körperertüchtigung. Deshalb sollte man jedes kleinste bisschen Unternehmungslust großziehen, indem man ihm nachgibt. Man muss die Lust am Leben auch ein bisschen herauskitzeln. Diesen Effekt kennen auch Gesunde. Man überwindet sich zum Sport, und kaum steht man auf dem Platz, fängt es an, richtig Spaß zu machen. Dasselbe habe ich mit allen Schützlingen versucht, natürlich immer in dem Rahmen, der ihrem Gesundheitszustand angemessen war. Für einen Krebskranken kann eben manchmal schon das Aufstehen ein Sport sein. Erst recht kein Grund, liegen zu bleiben!

Oft ist das der erste Schritt: erst einmal den Körper in Bewegung bringen, der Geist folgt dann schon. Egal wie sehr man sich zurückziehen will, egal wie schwarz man sieht in seinem muffigen Krankenzimmer, es ist fast nicht möglich, dieselbe Perspektive auf sein Leben und Leiden beizubehalten, wenn man durch einen Park spaziert oder auf eine Alm steigt. Auch wenn es zunächst ein dumpfes, trübsinniges Trotten ist, irgendwann, so meine Erfahrung, schlägt es bei jedem um. Nicht umsonst empfehlen gute Psychotherapeuten ihren depressiven Patienten immer auch Bewegung. Teils sind es ganz einfach bio-chemische Vorgänge, die die Bewegung so wertvoll machen, teils ist es das Spüren des eigenen Körpers, teils die neue Sicht auf die Dinge, die mit jedem Wechsel des Standortes einhergeht.

Das Schöne an solchen Perspektivwechseln ist: Wir finden nicht nur einen anderen Blick auf die Krankheit, sondern auch auf unsere eigene Persönlichkeit.

Einer der wichtigsten Schritte zur Heilung ist die Selbsterkenntnis: Wo liegen meine Hemmungen, was hindert mich daran, so stark zu sein, wie ich sein möchte? Die weitaus meisten Hindernisse bauen wir uns nämlich selbst. Leider vergessen wir das gleich wieder, sobald sie nur hoch genug sind. Dann irren wir von einem zum anderen, schimpfen über die schlecht eingerichtete Welt und holen uns blutige Nasen. Oder wir bewegen uns vor lauter Vorsicht gleich nur noch wie ein Tanzbär in der Mitte, um nur ja nirgends anzustoßen. Und merken kaum noch, wie wir uns im Kreis drehen.

Solche Verhaltensweisen kann jeder an sich beobachten. Mal sind sie stärker ausgeprägt, mal schwächer, aber gefeit ist niemand vor ihnen. Und jeder weiß, wie befreiend es war, als er sich einmal doch überwunden hat. Als er zum Probesingen des Chors gegangen ist, als er eine Einladung angenommen hat, obwohl er niemanden außer den Gastgebern kannte, als er seinen Job gekündigt oder das erste Mal vor großem, fremdem Publikum geredet hat. Immer kostet es Kraft, aber ich kenne keine einzige Geschichte, die nicht gut ausgegangen wäre. Das Fürchterliche an solchen Situationen sind allein die Schreckensszenarien, die unsere Angst uns vorher ausmalt. Schon Gesunde können auf diese Weise ohne jede äußere Not erstaunlich schnell sozial verarmen. Nur weil sie sich ihre Grenzen so unsinnig eng stecken.

Bei uns Kranken kommt hinzu: Wir versperren uns durch dieses Verhalten den Weg zu Kraftressourcen, die wir jetzt noch viel dringender bräuchten als früher. Und je öfter wir verzagen, desto selbstverständlicher nehmen wir an, dass wir etwas tatsächlich nicht können. Verzagen wir bei einer Aufgabe, schließen wir schnell, dass es auch keinen Sinn hat, sich auf einem anderen

Gebiet vorzuwagen. Deshalb ist jede einzelne Überwindung Gold wert.

Nur, wer sich seinen Ängsten stellt, kann stärker werden als die Krankheit. Einmal in aller Ehrlichkeit zu schauen: Was in mir hat Angst? Und gleichzeitig: Wo bin ich mutig? Was alles kann ich schaffen? – Das war bei meinen Schützlingen immer der erste große Schritt zur Heilung. Hat man sich auf diese Weise erforscht, sieht man schon fast automatisch, wie die Antworten sich ergänzen können. Der Mut, den man bereits auf einem Gebiet bewiesen hat, muss nur noch auf die anderen übertragen werden.

Herr M. zum Beispiel hatte Höhenangst. Man kann nicht unbedingt sagen, dass er sehr darunter litt, er mied einfach die entsprechenden Situationen. Natürlich wäre er froh gewesen, diese lästige Angst los zu sein und überall mit hinaufklettern zu können, aber er hatte sich an sie gewöhnt. Er konnte sich selbst gar nicht mehr anders denken. Er hielt es für ausgemacht, dass er eben ein Mensch mit Höhenangst war und bleiben würde. Für mich, die ich ihm helfen wollte, gegen seine generelle Verzagtheit nach der Diagnose anzugehen, war das geradezu ideal: eine ganz konkrete Angst, bei der klar war, wann sie überwunden wäre.

Ein Herr M., der sich – das hatte ich mir fest vorgenommen – über kurz oder lang ganz neu kennenlernen würde: als einen Menschen, der sich von keiner Angst mehr einengen lässt.

Das erste Mal stieg ich noch allein auf den Freiburger Dom und winkte Herrn M. von oben zu. Schon beim zweiten Versuch kam er mit. Er stand dort oben, stolz und frei, der Wind pfiff ihm um die Nase und er wusste: »Jetzt schaffe ich alles!« Von da an war ihm klar, dass er größer war als all seine Ängste. Er war über sich hinausgewachsen. Und jedes Mal, wenn er in der Talsohle der Krankheit wieder zu verzagen und zu zweifeln begann, konnte ich einwenden: »Aber Sie waren doch der Mann auf dem Dom, oder etwa nicht?« Natürlich hatte er nicht auf einen Schlag all seine Ängste überwunden, es blieb immer noch viel zu tun. Nicht einmal seine Höhenangst war völlig beseitigt – aber er hatte gemerkt, wie viel er trotz seiner Ängste schaffen konnte. Dass die Angst nicht zwangsläufig das letzte Wort behalten musste. Wenn ich jetzt mit einem meiner »unmöglichen« Vorschläge kam, war die Antwort immer häufiger ein verschmitztes Lächeln und ein »Versuchen wir's!«.

Den letzten Patienten vor meiner eigenen Erkrankung habe ich mit der Riederstein-Kapelle herausgefordert. Der Weg dorthin ist ziemlich steil und wirklich nicht jedermanns Sache – lohnend ist er trotzdem (oder gerade deshalb). Oben in der Kapelle liegt ein Buch, in das man seine Wünsche und Bitten eintragen kann. Selbst Menschen, die eigentlich nicht gläubig sind, hilft dieses Ritual sehr. Man hat einen konkreten Ort, an dem man seine Hoffnung ebenso konkret formuliert. Und an den Auf- und Abstieg erinnert man sich mitunter noch Jahre später. Mein letzter Patient tut das mit Sicherheit. Die Metastasen hatten sich zu diesem Zeitpunkt bereits in seinem ganzen Körper ausgebreitet. »Freiwillig« ging er keine drei Treppen mehr. Dennoch war ich fest davon überzeugt, dass er sich unterschätzte. Er konnte es schaffen. Und ein Scheitern gab es sowieso nicht: Selbst wenn wir nach fünfzig Metern umgekehrt wären – auch das wären schon fünfzig sehr hilfreiche Meter gewesen. Wir gingen früh los. »Sie bestimmen das Tempo«, sagte ich, »Sie entscheiden, wie weit Sie gehen.« Nach wenigen Schritten lehnten wir uns an einen Baum und stellten uns vor, wie wir mit jedem Atemzug die Kraft der Natur in uns aufnehmen. Wir fühlten die Sonnenstrahlen auf der Stirn, wir rochen das Harz, das Laub, die Pilze, den Boden und spürten, wie uns von allen Seiten her neuer Mut zuströmte. Mit jedem Ausatmen überließen wir der Natur das, was auf uns lastete, was uns schwach und krank machte, damit sie es auflösen konnte.

Ich machte die Übungen mit, um zu überprüfen, wie gut sie hier »funktionierten« oder ob man möglicherweise Störfaktoren ausschließen müsste – es ging blendend. Auch mein Schützling sah nach kurzer Zeit so wohlig aus wie frisch gebadet. Er schien ganz und gar mit seiner Umgebung zufrieden. Viel leichter als in der Klinik ging er hier! Natürlich machten wir etliche Pausen. Aber ich musste ihn danach gar nicht wieder ermuntern, er fragte nach kurzer Zeit von sich aus »Geht's weiter?«. Und es ging. Er hielt durch bis ganz oben. Trug sich in das Buch ein und genoss diesen Moment großer Zuversicht. Auch den Abstieg bewältigte er mit derselben Gelassenheit und Zähigkeit. Als er unten ankam, sah er blendend aus. Er schmiedete tausend neue Pläne. (Inzwischen hat er einige davon schon umgesetzt.)

Mir selbst half in meinem seltsamen, ungewissen Tischtennis-Sommer auch die Erinnerung an eine andere, sehr winterliche Grenzerfahrung, die ich im Dezember 2011 gemacht hatte. Damals hatte ich gerade wieder etwas Hoffnung geschöpft und zum ersten Mal war das Kribbeln in den Beinen stärker als alle Schmerzen. Wolfgang und ich traten aus der Praxis von Dr. H. Der Wintertag zeigte sich in seiner ganzen Schönheit. Die Sonne wärmte zwar nicht, aber sie strahlte unermüdlich. Spontan beschlossen wir, auf die Hafner Alm zu fahren. Als wir den ersten Parkplatz erreicht hatten, stellten wir fest, dass es viel zu glatt war. Mit unseren abgenutzten Reifen würden wir nicht bis zur Hütte kommen. Sollte der Ausflug also hier schon zu Ende sein? Wegen »technischer Schwierigkeiten«?

Ohne Zögern entschied ich, dass wir zu Fuß raufgehen würden. Meine Winterpumps hatten eine Absatzhöhe von acht Zentimetern. Egal. Ich hatte es mir einmal in den Kopf gesetzt, und ich wusste, was so ein Ausflug bei Krebskranken bewirken konnte. So viele Patienten hatte ich auf die Alm geschleppt, und immer hatte es sich bewährt. Außerdem war ich mal Ballerina gewesen.

Entschlossen nahm ich den steilen Weg in Angriff. Wolfgang begleitete mich mit sehr besorgtem Blick. Es ging. Schritt für Schritt und vollkommen sicher. Ein bisschen atemlos, aber unversehrt kamen wir oben an. Auf der Alm suchten wir uns eine von der Sonne beschienene Bank. Ich legte die Beine hoch und

86

lehnte mich an Wolfgang an. Ich war glücklich. Der Blick auf die Berge war überwältigend schön. Ich schwieg und genoss. Ein herrlicher Tag. In der onkologischen Praxis begonnen, klang er nun auf einer Alm aus. Wie schade wäre es gewesen, um ihn und um mich, wenn ich mich verkrochen hätte! Plötzlich wurde ich aus meiner Meditation herausgerissen. Eine junge Frau in Wanderstiefeln zeigte fassungslos auf meine Pumps: »Wie? Damit sind Sie hier hochgekommen?«

Ich muss es ja zugeben, dieser Almaufstieg war schon auch ein bisschen größenwahnsinnig von mir. Aber er hat mir außerordentlich gut getan. Ich bin ebenso wohlbehalten und in noch besserer Stimmung wieder heruntergekommen. (Sie lesen hier übrigens nicht zu Unrecht auch eine gehörige Portion Stolz zwischen den Zeilen.) Natürlich ist das Bergsteigen mit völlig ungeeignetem Schuhwerk kein Patentrezept. Ich will hier niemanden dazu ermuntern, sich unnötig in Gefahr zu bringen. Aber vielleicht dazu, die eigenen Möglichkeiten nicht zu unterschätzen. Gerade Kranke entwickeln diese schlechte Angewohnheit sehr leicht. Dadurch beschränken sie sich noch zusätzlich. Es stimmt schon, die Hafner Alm in Pumps, das war so ziemlich das Äußerste, was ich mir zumuten konnte. Es ist auch nur gutgegangen, weil ich jahrzehntelange Bergerfahrung hatte. Auf den Mount Everest wäre ich in meinem Zustand nicht mehr gekommen. Aber ist das vielleicht ein Grund, sein Leben in Tälern zu fristen? Eben.

Gerade weil mir inzwischen engere Grenzen gesetzt waren als früher, versuchte ich, den mir verbliebenen Platz voll und ganz auszuschöpfen. Und manchmal stellte ich erstaunt fest, dass sich das Ergebnis kaum von dem unterschied, was ich früher erreicht hätte. Vor meiner Erkrankung war fast alles möglich gewesen – mit dem Effekt, dass ich manchmal einfach sitzen blieb (zu heiß, zu kalt, keine Lust, die falschen Schuhe ...). Damit war nun Schluss. Ich bin auch davor nicht auf dem Mount Everest gewesen. Doch ich hätte ruhig noch häufiger auf die Hafner Alm steigen können.

Das ist die besondere Gabe der Schwerstkranken: Der Blick auf den möglicherweise kurz bevorstehenden Tod intensiviert den Blick auf das Leben. Gerade vor dem Hintergrund der Erkrankung können Glücksmomente wie dieser Ausflug eine ungeheure Kraft entfalten. Wenn man sie möglich macht.

Anfangs dachte ich oft: »Dieser Moment ist herrlich – wie viel schöner könnte er noch sein, wenn ich gesund wäre.« Aber wenn ich mich ehrlich befragte, erinnerte ich aus meinem Leben als Gesunde eine ganze Reihe von Situationen, die eigentlich perfekt hätten sein können – und es trotzdem nicht waren. Weil ich sie mir geradezu systematisch kaputt gemacht hatte. Durch Neid, grundlose Eifersucht, kleine, belanglose Streitigkeiten, Launen, Missstimmungen, Nichtigkeiten.

Gesundheit ist beileibe kein Garant für Glück, Krankheit nicht für Unglück. Es liegt in meinen Händen, wie ich damit umgehe, wie ich meinen Lebensspielraum nutze.

Nun könnte ich mich natürlich ärgern, mir vorwerfen, wie viel Glück ich versäumt, wie viele Augenblicke ich mir selbst verdorben habe. Aber das würde ja gerade bedeuten, dieselbe Denkweise weiter fortzusetzen. Nein, es ist nur menschlich, dass uns immer die akuten Sorgen als die größten erscheinen. Es hat keinen Sinn, sich oder anderen das vorzuwerfen. Aber wenn man es einmal erkannt hat, kann es nützlich sein, einen Schritt zurückzutreten und sich selbst zu beobachten. Der Unterschied zwischen Kranken und Gesunden liegt einzig und allein darin, dass die einen durch ihre Krankheit eher zu diesem Blick gezwungen werden. Ihr Blick weitet sich, sie bekommen eine neue Perspektive auf das Leben. Ich kann nur jedem raten, sich nicht dagegen zu sträuben. Sie sollten es im Gegenteil begrüßen und für sich nutzen. Natürlich ist das schwierig. Einen Versuch ist es trotzdem wert. Selbst, wenn es manchmal fast so aussehen mag: Es besteht keine Notwendigkeit, immer wieder in die alten Fallen zu tappen.

Die richtige Einstellung zu den eigenen Möglichkeiten zu finden, sie realistisch einzuschätzen und dann doch – aus ganz praktischen Erwägungen – so zu handeln, als sei noch ein kleines bisschen mehr möglich. Die Grenze zu erreichen, indem man sich vorstellt, sie läge noch ein Stückchen höher. Ohne dabei krankhaftem Größenwahn zu verfallen. Das ist vielleicht die schwierigste Lebensaufgabe. Aber ich habe den Verdacht, dass sie auch zu den lohnendsten zählt.

Eins allerdings muss ich zugeben: So kritisch meine Lage war, ich konnte immerhin Tischtennis spielen, und ich konnte mir aussuchen, in welcher Umgebung ich mich bewegte, mit welchen Menschen ich meine Zeit verbrachte. Damit hatte ich einen ungeheuren Vorteil gegenüber Krankenhauspatienten. Dass mir selbst alle längeren Klinikaufenthalte erspart blieben, hatte einen rein praktischen Grund: Um mich herum herrschte ein solches Chaos, dass ich es mir schlicht nicht leisten konnte, mehr als ein paar Tage komplett auszufallen. Es warteten zu viele Aufgaben zu Hause: Meine Tochter brauchte mich, ich musste unsere Finanzen in den Griff kriegen etc. … So machte ich eben alles, was an Untersuchungen oder Behandlungen notwendig war, quasi nebenher. Inzwischen denke ich, dass gerade dieses Chaos, auf das ich damals so oft schimpfte, mir sehr geholfen hat: einfach durch Ablenkung.

Wie schwer es ist, sich den Lebensmut zu erhalten, wenn man ganz und gar in die Welt der Kliniken hineingerät, wusste ich von vielen meiner Patienten. Ich hatte sogar Menschen erlebt, die im Krankenhaus in eine regelrechte Abwehrhaltung zu gleiten drohten. Sie redeten sich die Welt hinter der Scheibe schlecht, um ihre eigene Situation besser ertragen zu können. Das war der sicherste Weg, tatsächlich nicht mehr herauszukommen. Außerdem eine Täuschung, die ungeheuer viel Kraft band. Kraft, die sie an anderer Stelle gebraucht hätten.

Wer die Krankheit überstehen will, muss etwas haben, worauf er hinarbeiten kann. Das Teilen der Sorgen und Ängste, das einvernehmliche Fluchen über die durchgemanagte, inhumane Medizin, über die würdelose Behandlung, der Austausch über neue, vielversprechende Methoden – das alles ist vergleichsweise leicht. Im vertrauten Patientenkreis kann man bei diesen Themen ziemlich sicher sein, dass niemand widerspricht. Viel schwerer ist es, bei langen Klinikaufenthalten nicht aus dem Blick zu verlieren, wie lebenswert das Leben »da draußen« ist.

Wir Krebspatienten dürfen nicht vergessen, dass wir in vielerlei Hinsicht »seltsam« sind. Und das wird uns am besten bewusst, wenn wir Kontakte zu Gesunden suchen und pflegen. »Danke für die Blumen, werd aber wohl nichts mehr davon haben.« Dass dieser Satz ein Alarmzeichen ist, fällt Gesunden viel eher auf als Kranken. Ein erschrockenes »Was sagst du da?« kann, wenn es eine ehrliche Frage ist, tausendmal heilsamer sein als ein mitfühlendes »Ich weiß, was du meinst«. Gerade die mühsamen Erklärungen, mit denen wir uns Gesunden verständlich machen müssen, helfen uns, die eigene Lage angemessen zu beurteilen. Immer wieder brauchen wir jemanden, der uns den Spiegel vorhält und uns davor schützt, dass wir uns nur noch über die Krankheit definieren. Sie gehört zum Leben, aber wir dürfen sie nicht damit verwechseln.

Obwohl ich wenig eigene Klinikerfahrung habe, bin ich überzeugt, dass sich viele meiner Erlebnisse auf diese Situation übertragen lassen. Selbst wenn Bewegung in diesem Fall meist erst einmal Mobilisierung bedeutet – ihre Wirkung bleibt dieselbe. Deshalb will ich den Klinikalltag an dieser Stelle nicht aussparen. Es mag dort schwieriger sein, ins normale Leben zurückzufinden, aber das ist noch lange kein Grund, die Mitarbeit einzustellen.

Ihre Augen und Hände spielen wieder mit? Sehr gut, das reicht zum Beispiel fürs Zeitunglesen und Briefeschreiben. Nein, das ist nicht zynisch – wie käme ich als Betroffene dazu? –, das ist einfach sachlich. Sie können wieder aufstehen? Nutzen Sie es, auch wenn Sie erstmal »nur« aus dem Fenster schauen. Mit jedem Schritt erhöhen Sie Ihre Chancen. Bei allem Mitgefühl: Es will mir nicht einleuchten, dass manche Menschen sehnlichst ein längeres Leben erhoffen – und ihre Stunden im Krankenhaus vor dem Fernseher verdämmern. Woher soll es denn kommen, das Leben?

Der Klinikalltag kann grässlich deprimierend sein. Gerade deshalb muss man sich anstrengen, etwas daraus zu machen. Sie sind halbwegs mobil, haben aber Lungenprobleme? Und Sie können den Kerl nicht ausstehen, der Sie jeden Nachmittag zwingen will, in ein Plastikgestell zu blasen, um irgendwelche bunten Bällchen in die Höhe zu pusten? Sie hassen es, dass er mit Ihnen spricht wie mit einem Kleinkind? Keine schlechte Voraussetzung. Bewegen Sie sich jeden Tag so viel wie sie »dürfen«, atmen Sie so gut Sie können und das Plastikspielzeug ist sehr schnell passé. Überzeugen Sie die Ärzte und Physiotherapeuten, dass Sie eben kein Kind sind. Ärgern Sie sich, aber nicht zu lange. Setzen Sie dann Ihren ganzen Ehrgeiz darein, die blöden Bälle sobald wie möglich durch die Decke zu schießen. Zeigen Sie, dass Sie Verantwortung für sich übernehmen. Man wird sie Ihnen mit Freude überlassen. Mobilisieren Sie sich selbst, Sie können es immer noch am besten.

»Raus hier!« – Das ist ein Wunsch, den ich bei jedem meiner Schützlinge nach Kräften unterstützt habe. Übrigens im Grunde ganz im Einvernehmen mit den Ärzten. Auch die wollen nicht mit ansehen, wie ein erwachsener Mensch mit jedem Kliniktag ein bisschen mehr Selbstständigkeit und Lebensmut einbüßt. Nur für sie ist es oft eine ganz praktische Frage: eine versicherungstechnische. Wer nicht will, dass solche Fragen über seine Heilungschancen entscheiden, der muss die Ärzte durch schnelle und nachhaltige Fortschritte überzeugen. Die Bewegungsfreiheit kommt nicht von allein, sie will zurückerobert werden.

Bei einer Patientin erlebte ich den Tiefpunkt nach einer Operation mit. Sie wurde in ihr Zimmer zurückgeschoben und von da an ging nichts mehr. Wie sehr sie sich auch bemühte, sie kam einfach nicht auf die Beine, ganz buchstäblich: Sie musste im Rollstuhl sitzen. Klingeln, um auf die Toilette gebracht zu werden. Als junge Frau (etwas über dreißig), die jede Form von Sport und Bewegung liebte. Das konnte sie nicht akzeptieren. Eine ganze Weile rannte sie gegen Wände an und wurde immer verbissener. Es gab keine Fortschritte, nur völlige Erschöpfung. Sie gefährdete sich selbst. Irgendwann musste sie einsehen: Es ging einfach nicht. Noch nicht. Sie wollte etwas für sich tun, musste es auch. Aber ihrem Körper konnte sie durch ihre Sturheit erst einmal nur schaden. Blieben also noch Seele und Geist. Mit dem Rollstuhl fand sie sich keineswegs ab, als Dauerlösung kam er gar nicht infrage. Dennoch war das selbstständige Gehen einfach eine Aufgabe, die noch ein bisschen besser vorbereitet werden musste. Ich machte Mentaltraining mit ihr, ermunterte sie, zu meditierten, zu lesen, zu denken. Alles, was sie für Seele und Geist tat, sah ich auch als einen Schritt hin zum Aufstehen aus dem Rollstuhl. Natürlich war sie nicht gewohnt, in so kleinen Schritten zu denken. Anfangs rebellierte alles in ihr, später beschrieb sie diese Erfahrung als enorm hilfreich. Sie hatte gelernt, nur ihre eigenen, im Moment passenden Maßstäbe zu akzeptieren.

Sich nicht zu bemitleiden, weil die Grenzen so eng gesteckt waren, sondern genauer hinzuschauen: Was kann ich? Was nicht? Wovor drücke ich mich einfach? Was ist wirklich zu anstrengend oder gar unmöglich? Das betrachteten wir als Ausgangslage. Wir hielten es sogar schriftlich fest. Und machten dann von Tag zu Tag einen Plan. Natürlich mit Raum für Unvorhergesehenes, für Rückschläge, schwächere Tage. Sie nahm es sich mit der Zeit nicht mehr übel, wenn sie das »Tagesziel« nicht erreicht hatte. Sicher war sie enttäuscht, aber vor allem überlegte sie, woran sie gescheitert war. Um dann für den nächsten Tag vorzubauen. Manchmal hatte sie sich schlicht den falschen Moment ausgesucht. Nach dem Mittagessen war sie so erschöpft, dass sie erst einmal Schlaf brauchte. Das zu ignorieren und sich ausgerechnet in dieser Stunde mit Übungen zu quälen, war sinnlos. Also fing sie eben am nächsten Tag ein bisschen später mit ihrem »Programm« an. So konnte sie sich zumindest diese eine, völlig überflüssige Frustration ersparen. Das Gute war: Sie fühlte sich tatsächlich immer unabhängiger. Sicher, das Essen kam zu bestimmten Zeiten, und zu anderen, sehr frühen, sollte sie schlafen und so weiter und so fort. Aber sie hatte es in der Hand, wie weit sie diese Klinikroutine betraf. Meditieren kann man auch im Dunkeln. Oft sogar besser. Sie verlor sich nicht in unsinnigen Diskussionen mit den Schwestern über eine zu frühe Essensausgabe, sie zog einfach ihr eigenes Programm durch. Erst jetzt fiel ihr auf, wie viel Zeit sie dafür hatte. Es gab ja nur fünf oder sechs »feste Termine«, drum herum konnte sie alles selbst bestimmen. Das war viel mehr als in ihrem Alltag zu Hause, mit dem Beruf, ihren beiden Kindern und all den kleinen und großen Notwendigkeiten. Außerdem konnte sie sich hier im Krankenhaus wirklich darauf verlassen, dass das Essen um halb zwölf kam. Hier rief niemand an und sagte: »Ach könnten Sie vielleicht, es ist mir was dazwischengekommen ...« und schmiss mit drei Sätzen ihren ganzen Tag durcheinander. Von da an brachte sie die Stunden nicht mehr irgendwie rum, sie füllte sie aus!

Am Anfang hatte ihr Programm den zusätzlichen Vorteil, dass es nur ihr selbst auffiel. Die Schritte waren einfach zu klein, um von Ärzten und Schwestern bemerkt zu werden. In der Klinik staunte man höchstens darüber, dass sich ihre Stimmung nach und nach aufhellte. Sie arbeitete still und leise vor sich hin, vollkommen ungestört. Abends trug sie die »Beute« des Tages in ihr Heft ein. Die banalsten Dinge schrieb sie auf: ans Fenster gefahren. Morgens zwei Mal, nachmittags vier Mal. Denn für sie war das alles andere als banal. Und zwei Tage später stand da schon: zum Aufenthaltsraum gefahren; im Flur am Handlauf hochgezogen, drei Mal hintereinander!

Konnte sie die Beine nicht belasten, kümmerten wir uns eben verstärkt um die Arme, und andersherum. Irgendetwas war immer möglich. So ging es weiter und weiter, bis die Physiotherapeuten anfingen, sich zu wundern. Einer kam rein, begann mit

93

den Übungen und hielt plötzlich inne. Völlig verdutzt schaute er auf seinen Zettel. Mein Schützling musste lachen. Ja, das war schon dieselbe Patientin, die das gestern noch nicht ansatzweise konnte. Und es jetzt einfach mal machte. Aber so groß war das Wunder nun auch wieder nicht, denn immerhin lagen dazwischen ja eine ganze Reihe »heimlicher« Übungsstunden. Das stachelte den Ehrgeiz noch zusätzlich an: Wenn sie den nächsten Tag plante, dachte »meine« Patientin jetzt nicht mehr nur an sich, sie überlegte auch: Womit kann ich ihn morgen überraschen? Das war eine zusätzliche Hilfe, etwa so, wie man sich die Vokabeln weitaus besser merkt, wenn man den Lehrer mag. Natürlich wurden die Überraschungen nicht immer rechtzeitig fertig, aber vergebens war die Arbeit auch nie. Immer deutlicher merkten wir beide: »Es geht aufwärts!«

Nach zweieinhalb Wochen stand in ihrem Heft: Aufgestanden! Rollstuhl zurückgebracht! Dreimal unterstrichen und mit etwa zwanzig Ausrufezeichen. Diesen Tag hat sie mit ihrer Familie, dem Physiotherapeuten und mir gefeiert. Ab da gab es natürlich kein Halten mehr.

Das Heft hob sie auf. Als Erinnerung und um sich vor Augen zu führen, wie schnell es gehen kann: von völliger Verzweiflung bis zum Jubel über das Erreichte. Natürlich waren das sagenhaft schwierige, anstrengende Wochen. Gerade in den ersten Tagen wollte es überhaupt nicht vorangehen. Aber rückblickend betrachtet: Was sind schon zweieinhalb Wochen! Ihr behandelnder Arzt erzählte mir nachher, dass er mit vier bis sechs Wochen gerechnet hatte.

Diese Patientin hatte mir gezeigt, wie sehr es auf die innere Haltung ankam und wie viel man selbst bewirken konnte. Gerade unter so erschwerten Bedingungen war jeder noch so kleine Willensakt umso mehr ins Gewicht gefallen.

Die Erinnerung an sie machte mir bewusst, dass es gar nicht so sehr auf die einzelnen Methoden ankam. Ich konnte ruhig alles ausprobieren, was mir neue Kraft versprach. Die Hauptsache war, überhaupt beständig mitzuarbeiten. Ich durfte mich unter keinen Umständen in die Krankheit verstricken. Niemals durfte sie größer werden, als ich es war. Ich war krank, aber ich war mehr als die Krankheit, mehr als nur ein kranker Mensch. Mit dieser Einstellung fiel es mir immer leichter, selbst aus den Nebenwirkungen der Medikamente eine Affirmation zu machen. Nur nicht hineinsteigern!

Dank der Visualisierungen, bei denen ich mir vorstellte, dass jede »Unpässlichkeit« ein Stück Heilung in sich trug, waren selbst die großen Umstellungen durch die Hormontherapie leichter, als ich befürchtet hatte. Und das Tischtennis wurde ein fester Bestandteil meines Alltags.

Mittendrin in diesem unberechenbaren, anstrengenden, überwältigenden, erschreckenden, herrlichen Leben war ich immer noch am besten aufgehoben.

Integrative Therapie: Das Potenzial klassischer und alternativer Methoden voll ausschöpfen

Die schulmedizinischen Krebstherapien vernachlässigen allzu oft die Psyche und die Lebensqualität der Patienten. Und das bei Nebenwirkungen, die selbst einen Gesunden gewaltig aus der Bahn werfen könnten. Dennoch ist eine solche Therapie nicht selten die einzige Überlebenschance.

Bei den alternativen Heilmethoden ist die Gefahr, dass die Psyche zu kurz kommt, in der Regel deutlich kleiner. Sie wird vielleicht manchmal auf ziemlich esoterische Abwege geführt (was bei Patienten mit geringem Selbstbewusstsein auch einigen Schaden anrichten kann), aber beachtet wird sie fast immer. Das größere und schlimmstenfalls tödliche Problem ist hier die Verzögerung und Verschleierung. Wer an den Falschen gerät, der glaubt sich in guten Händen und rennt unterdessen ohne jede Kontrolle in sein Unglück.

Zugegeben, diese beiden Alternativen klingen nicht gerade verlockend.

Was soll man wählen? Ich plädiere ganz entschieden für: beides. Warum nicht die Schwächen der einen Therapieform mit den Stärken der anderen ausgleichen? Sie sind bei einem Geistheiler in Behandlung und er sagt, Ihr Tumor schrumpfe zusehends? – Nichts leichter, als diese Aussage zu überprüfen, beim Schulmediziner! Lieber einmal eine vertretbare Strahlendosis zur Kontrolle als monate- oder gar jahrelang unkontrolliertes Wachstum.

Sie fühlen sich während eines langen Klinikaufenthaltes medizinisch gut versorgt, aber mit ihren Ängsten allein gelassen? – Bitten Sie Ihren Homöopathen oder ihre Heilpraktikerin oder wem immer Sie vertrauen, die Behandlung zu unterstützen! Das wird Ihnen in jedem Fall guttun und damit letztlich auch die Schulmediziner in ihren Bemühungen unterstützen.

Und das Schöne daran ist: Diese Zusammenarbeit muss keineswegs von Konflikten geprägt sein. Gerade in den Kliniken gibt es immer mehr Ärzte, die durchaus die Defizite des »Pflegebetriebs« und die Grenzen ihrer eigenen Wirkungsmacht erkennen. Sie haben weder die Zeit noch die Ausbildung, wirklich auf die Ängste ihrer Patienten einzugehen, aber auch sie fühlen sich nicht wohl dabei, wenn sie zum Beispiel während der Visite das Gespräch immer wieder auf die »harten Fakten« lenken müssen. Solche Ärzte sind heilfroh, wenn sie wissen, dass ihre Patienten von anderer Seite genau die Unterstützung bekommen, die sie selbst ihnen nicht geben können. Dasselbe gilt für gute alternative Therapeuten: Auch sie kennen und akzeptieren ihre Grenzen. Deshalb kann ich Krebspatienten nur eines raten: Lassen Sie jeden auf seinem Gebiet das Beste für Sie tun. Und tun Sie damit das Beste für sich selbst.

Natürlich muss man die Sache behutsam und geschickt einfädeln. Kein Chefarzt wird einen Schamanenkreis in seiner Klinik dulden. Aber wenn Sie es schaffen, allen Beteiligten zu vermitteln, dass Sie nicht an ihrer Kompetenz zweifeln, sondern sich vielmehr gerade wegen ihrer Kompetenz – auf ihrem jeweiligen Gebiet – an sie gewandt haben, werden sich Wege zu einer fruchtbaren Zusammenarbeit finden lassen.

Auch hier ist es wichtig, dass Sie selbst den Überblick behalten und sich einarbeiten. Einen Patienten, der seine eigenen Befunde nicht kennt, wird ein Schulmediziner kaum ernst nehmen. Wenn ein solcher Patient vorschlägt, alternative Therapeuten mit ins Boot zu holen, wird sein Arzt das bestenfalls für eine harmlose Spielerei halten. Ganz anders sieht die Sache aus, wenn Sie Ihrem Arzt sagen können: »Ich habe Lymphangiosis carcinomatosa, ich kenne die Statistiken und den wahrscheinlichen Verlauf dieser Krankheit. Sie werden Verständnis dafür haben, dass ich nichts unversucht lassen will. Die von mir gewählte alternative Zusatzbehandlung wird Sie in Ihrer Arbeit keinesfalls behindern, sondern sogar unterstützen.« Mit dieser Methode habe ich selbst eingefleischte Schulmediziner davon überzeugt, es zumindest einmal zu versuchen. Und nachdem das gelungen war, folgten in der Regel bald Ergebnisse, die nicht einmal ein Kernspintomograf mehr übersehen konnte.

So habe ich zum Beispiel im Juni 2012 die Hormontherapie begonnen und bin im August zu den Delphinen geflogen, ohne diese Therapie zu unterbrechen oder auch nur infrage zu stellen. Als in der Türkei zu allem Überfluss noch die Lungenentzündung hinzukam, habe ich mich selbstverständlich nicht gegen die Einnahme von Antibiotika gewehrt – aber ich habe diese Situation gleichzeitig als Aufforderung verstanden, noch einmal all meine inneren Reserven zu mobilisieren. Ich bin sicher, dass nur die Kombination von Schul- und Alternativmedizin, von Persönlichkeitsarbeit und Hormonen, Antibiotika und Delphinen mich vor dem Schlimmsten bewahren konnte.

Ich habe in meiner Zeit als Heilbegleiterin schon mehr als einen Arzt staunen sehen. Sichtbare, auch für die Schulmedizin nachvollziehbare Ergebnisse sind immer noch die besten Argumente.

Die meisten meiner Schützlinge habe ich auch während der OP begleitet. Ich stand neben dem Narkosearzt, streichelte ihren Kopf und übertrug Energie. Mit anderen Worten: Ich gab ihnen etwas von der Stabilität wieder, die sie verloren hatten. Selbst Schulmediziner, die nichts mit Energieübertragung am Hut hatten, mussten bemerken, dass ihre Patienten entspannter waren und die Narkose deutlich besser vertrugen. Ich habe vor Jahren regelrecht gekämpft um den Platz neben dem Narkosearzt! Die Ärzte waren absolut dagegen, eine »kleine« Therapeutin, die irgendeinen Hokuspokus mit Energien machen will, im OP zu dulden. In den aktuellen Gesundheitsnachrichten habe ich gelesen, dass sich diese Art von Therapiebegleitung immer mehr durchgesetzt hat und von vielen Ärzten sogar begrüßt wird.

Eine Patientin, die ich begleitet habe, stand kurz vor einer dringend notwendigen Operation, als die Leukozyten so rasant abfielen, dass die Ärzte drauf und dran waren, den OP-Termin zu verschieben. Es war zum Verzweifeln. Das taten wir jedoch nicht, sondern beschlossen stattdessen, die Werte »in Ordnung« zu bringen, durch Visualisierungsübungen. Das klingt wahrscheinlich für viele absurd, und auch die Ärzte waren natürlich mehr als überrascht, aber einen Versuch war es allemal wert. Ein großer Vorteil solcher Übungen ist schließlich: Schaden können sie nicht. Sie gelingen umso leichter, je besser sie auf die Vorstellungswelt und -kraft des jeweiligen Patienten abgestimmt werden. Mal arbeitet man mit vorgestellten Berghütten, mal mit Flamingos, je nachdem. In diesem Fall hatte ich eine sehr fantasievolle, starke Frau vor mir, deren Mann Motorradpolizist war. Wir stellten uns also vor, wie unzählige kleine Motorräder in ihrem Körper starteten und weiße Blutkörperchen zum Knochenmark brachten. Am nächsten Tag waren die Werte, ohne dass sich an der Medikation oder irgendeinem anderen Umstand auch nur das Geringste geändert hätte, so gut, dass die Operation stattfinden konnte. Ich hätte mir niemals angemaßt, der Patientin von der OP abzuraten, ihr niemals versprochen, dass ich sie allein durch meine Methoden heilen könnte. Aber hier, an diesem einen Punkt, als die Schulmedizin ins Stocken geriet, war mein Wissen um Mentaltechniken gerade am richtigen Platz.

Ebenso bei Herrn M. Ich sehe ihn noch heute vor mir, wie er zwei Tage nach seiner Lungenoperation neben mir durch den Krankenhauspark spaziert. Zufrieden über die eigene Leistung und noch zusätzlich beflügelt vom Staunen der Ärzte. Und wie er sich dann, nur fünf Tage nach der OP, aus der Klinik verabschiedet. Üblich sind nach einem solchen Eingriff mindestens vierzehn

Tage. Aber Herr M. hatte längst größere Fortschritte gemacht als die meisten Patienten nach vierzehn Tagen. Was war passiert? Wir waren spazieren gegangen. Wohldosierte Spaziergänge und viele Visualisierungsübungen, das war das ganze Geheimnis. Damit konnte Herr M. fast vollständig auf das klinische Atemtraining verzichten – und hatte keinerlei Komplikationen. Sobald es möglich erschien, waren wir nach draußen gegangen, wir spazierten durch den Park, ohne sportlichen Ehrgeiz, ohne etwas beweisen zu wollen, einfach nur, damit Herr M. sich und seine Freiheit spüren konnte und frische Luft in die Lungen bekam. Und etwas anderes sah als immer nur die Wände seines Krankenzimmers. Bei jedem Schritt ließ ich ihn bewusst atmen. Er stellte sich vor, wie sich beim Einatmen seine Lungenbläschen mit reichlich Sauerstoff und Energie füllten – und wie ihn beim Ausatmen alles verließ, was die Lunge noch belastete. Eine kleine Übung, die viel bewirken kann. Wird sie gut umgesetzt, baut sie die Brücke zum alten Selbstvertrauen wieder auf. Eine Brücke, die von der Angst eingerissen wurde. Bei Herrn M. lief es wie am Schnürchen. Die Schulmediziner, die es miterlebt haben, sprechen noch heute von einem Wunder. Ich nenne es lieber: gute Zusammenarbeit.

Auch bei Herrn M. war die Operation unumgänglich gewesen. Ich habe ihn nicht nur darin bestärkt, sich ihr zu unterziehen, ich habe ihm auch Zuversicht vermittelt, dass er sie gut überstehen wird. Die Operateure hatten einen vertrauensvollen, mutigen Patienten vor sich und sie haben hervorragende Arbeit geleistet. Und als es vollbracht war, gaben sie ihn wieder ganz in meine Hände. Auch das ist eine nicht zu unterschätzende Leistung, denn verantwortlich im rein juristischen Sinne waren immer noch sie. Anfangs hatten sie durchaus Bedenken. Aber sie merkten, dass Herr M. mir voll und ganz vertraute, dass ich sein Fels in der Brandung war und dass meine Übungen ihm guttaten. Und sie wussten, ich hatte genügend medizinischen Sachverstand, um Herrn M. nicht zu überfordern. Ich würde ihnen keine Komplikation verschweigen, nichts vertuschen, nichts auf Biegen und Brechen durchsetzen, wenn es noch nicht möglich wäre. Ich selbst wusste, dass sie die Wirkung meines Tuns zwar nicht unbedingt nachvollziehen konnten, aber doch täglich beobachteten. Obwohl ihnen manches rätselhaft blieb, akzeptierten sie meine Arbeit und ließen mir freie Hand. Auf diese Weise konnten wir uns alle ideal für Herrn M.s Genesung stark machen: Herr M. selbst, das Ärzteteam und ich. Wenn drei alles tun, was in ihrer Macht steht, kommt schon eine ganze Menge zusammen.

Natürlich müssen die therapeutischen Ansätze auch bei einer Integrativen Therapie für jeden Patienten individuell zusammengestellt werden. Jeder Patient ist einzigartig, hat eine eigene Vorgeschichte (nicht nur in Bezug auf die Erkrankung), eigene Stärken und Schwächen, Neigungen und Vorbehalte. Art und Stadium der Krebserkrankung müssen ebenso berücksichtigt werden wie der Allgemeinzustand, die Vorschädigungen und die psychische Verfassung des Kranken. Es hat keinen Sinn, wenn die Angehörigen in ihrer Verzweiflung einen durch und durch naturwissenschaftlich denkenden Patienten, der jede Hoffnung aufgegeben hat, zum Geistheiler schleppen. Es wird ihm nichts nützen. Aber vielleicht können sie ihn überzeugen, einen anerkannten Psychologen zu Rate zu ziehen. Und wenn nicht das, dann können sie immerhin mithelfen, die Kommunikation zwischen seinem Hausarzt, dem Onkologen und den weiteren Spezialisten zu verbessern. Sie können sich auf dem Laufenden halten und Informationen, die sonst auf der Strecke bleiben würden, weiterreichen.

Als Heilbegleiterin habe ich viele Menschen erlebt, die nach der Krebsdiagnose dachten, sie müssten ab sofort alles richtig machen, sie könnten sich keine einzige Fehlentscheidung mehr erlauben. Das ist mehr als verständlich, wenn man an einer schnell fortschreitenden, lebensbedrohlichen Krankheit leidet, aber hilfreich ist es nicht. Es mündet mit ziemlicher Sicherheit in völlige Überforderung. Wir sind ja nach der Diagnose nicht plötzlich ganz andere Menschen. In der Erkrankung liegt die Chance, stärker zu werden, aber das ist ein Prozess, der mit der Diagnose erst einsetzt. Wenn wir dagegen die Angst vor Fehlern übermächtig werden lassen, wird sie uns Entscheidungen diktieren, die gerade nicht vernünftig sind, sondern einfach nur feige. Das beste Beispiel dafür habe ich selbst geliefert, als ich mir einredete, Professor D. werde schon wissen, was das Richtige für mich sei.

Wenn es darum geht, die beste individuelle Kombination von Therapieformen zu finden, empfehle ich deshalb eine andere Methode, die sich sehr bewährt hat, auch wenn sie zunächst verblüffen mag: kontrolliertes Ausprobieren.

Ausprobieren deshalb, weil man noch nicht wissen kann, was einem in dieser Situation guttut. Man hat es ja noch nie erlebt, dermaßen auf sich zurückgeworfen zu sein. Die wenigsten sind darin geübt, ihre Bedürfnisse zu spüren. Wie sollte man, noch dazu in einer solchen Ausnahmesituation, gleich wissen, welcher Weg der beste ist. Am Anfang ist es nur eine Ahnung. Einer solchen nachzugehen, schließt selbstverständlich die Möglichkeit von Irrwegen mit ein. Es ist ein ungemein spannender Prozess, in sich hineinzuhorchen und sich Schritt für Schritt neu kennenzulernen.

Fast täglich machte ich Entdeckungen an mir, die ich vorher nicht für möglich gehalten hätte. Ich lag ganz entspannt neben einem Delphin und »sprach« mit ihm, während ich dachte: Das also hat auch in dir gesteckt. Gerade weil ich mich auch auf Therapieformen einließ, die mir früher absurd erschienen wären, gewann ich immer mehr Sicherheit. Ich wurde im wahrsten Sinn des Wortes selbstbewusster. Und das wiederum verbesserte ganz automatisch meine Entscheidungen. Wenn ich die Therapieformen, die ich gleich nach der Diagnose gewählt hatte, mit der aktuellen Behandlung verglich, konnte ich auch daran merken, dass ich mich gut entwickelt hatte. Sicher erschien mir mancher Umweg im

Nachhinein überflüssig, und ich fragte mich, ob ich nicht einiges schon früher hätte begreifen können. Wirklich gefährlich dagegen war nur meine erste Fehlentscheidung gewesen. Sie veränderte meine Suche nach der besten Therapieform von Grund auf.

Auch danach probierte ich vieles aus, aber es war kein kopfloses Umherstolpern mehr, es war kontrolliert. Kontrolliert insofern, als die Grundlage immer die Befunde waren. Das hatte ich mir nach der Erfahrung mit Professor D.s Wundertherapie zum ehernen Gesetz gemacht. Ich würde die medizinischen Fakten weder ignorieren, noch würde ich zulassen, dass irgendein Scharlatan sie mir schönredete.

Selbst wenn es noch so schwerfiele, ich würde die Diagnosemöglichkeiten in regelmäßigen Abständen nutzen. Sollte ich beunruhigt sein, würde ich meine Zweifel nicht niederkämpfen, sondern mich über die Entwicklung des Tumors und der Metastasen informieren.

Kontrolliert war mein Ausprobieren auch geworden, weil ich meine Fehlentscheidungen jetzt so gut es ging nutzte. Es hilft nichts, nach einem Irrtum einfach die Augen zu schließen und blind in die nächste Falle derselben Art zu tappen. Wichtig ist, dass man gerade die Umwege überdenkt und sich ehrlich fragt: Was ist passiert und vor allem weshalb ist es passiert? So hatte mich die Erfahrung mit dem übergriffigen Heiler, die zunächst einfach nur abscheulich war, letztlich ein ganzes Stück weitergebracht. Überdenken heißt dabei nicht, sich Vorwürfe zu machen. Das wäre zu leicht. Sich in Schuldzuweisungen oder Selbstanklagen einzuigeln ist auch nur eine andere Art, es sich bequem zu machen, es führt nicht einen Schritt weiter. Mit überdenken meine ich, so nüchtern und sachlich wie möglich Bilanz zu ziehen über das Geschehene, um dann den Weg fortsetzen zu können.

Fehlentscheidungen trifft man sowieso. Ich habe keinen Krebskranken kennengelernt, dem es nicht passiert wäre. Wer sich an das kontrollierte Ausprobieren hält, kann sich solche Fehlentscheidungen jedoch leisten, selbst in großer Bedrängnis. Denn so kann er die Konsequenzen dieser Entscheidungen eindämmen. Sie vernichten ihn nicht, sie können ihm sogar helfen.

Zwei Arten von Therapeuten mied ich bei allem Ausprobieren allerdings grundsätzlich. Die erste nenne ich die »Alleinherrscher«. Gleichgültig, ob es sich um Schulmediziner handelt oder um Verfechter der alternativen Heilmethoden – sie wissen, wie man Krebs heilt. Allerdings setzen ihre Verfahren den absoluten Gehorsam des Patienten voraus. Der Patient muss nicht mitarbeiten, er hat zu folgen. Natürlich lehnen sie die Integrative Therapie von vornherein ab. Sie versuchen, ihrem Patienten alle anderen Methoden auszureden oder ihm deren Anwendung sogar zu verbieten, getreu dem Motto »Ich dulde keine Behandler neben mir«.

Sind es Schulmediziner, dann ist ihr Rat an den Kranken: »Augen zu und durch.« Ängste, Selbstheilungskräfte, innere Reserven? – Alles Humbug, Psychokram, der nur vom Wesentlichen ablenkt. Zusammenreißen und erdulden, lautet der Befehl. Lebensqualität? Darum kann man sich auch später noch kümmern.

Was mich an diesen schulmedizinischen Alleinherrschern am meisten fasziniert, ist, dass sie sich im Namen der Rationalität und Wissenschaftlichkeit denkbar irrational verhalten. Indem sie den enormen Einfluss der Psyche auf die Heilungschancen leugnen, ignorieren sie eine Unzahl bestens gesicherter wissenschaftlicher Studien, sie fallen Jahrzehnte hinter den aktuellen Stand der Heilkunst zurück. Letztlich ist es ein sehr ängstliches Verhalten. Das erkennt man auch an ihren aggressiven Verteidigungsstrategien. Mit allem, was sie sagen, wollen sie sich und dem Patienten einreden: »Es gibt nur das, was ich mit meiner Schulmedizin beherrschen kann.«

Sie verhalten sich insgesamt nicht weniger irrational als der Geistheiler, der davor warnt, seine »Diagnose« schulmedizinisch prüfen zu lassen, und sich weigert, Patienten während einer Chemotherapie zu begleiten.

Zweifel an ihrer Methode sind beiden unbekannt. Sollten sie nicht den gewünschten Erfolg erzielen, kann es nur daran liegen, dass der Patient von den vorherigen Behandlern »verdorben« wurde oder sich nicht strikt genug an ihre Vorschriften gehalten hat. Lieber reden die Alleinherrscher ihren Patienten Schuldgefühle ein, als dass sie zugeben, selbst nicht weiter zu wissen.

Die zweite Art Therapeut, die ich weiträumig zu meiden versuchte, ist nicht ganz so leicht zu erkennen. Leider sind auch sie in der Schulmedizin genauso zahlreich vertreten wie in der Alternativmedizin: die Blender. Schon ihre Warte- und Vorzimmer sehen aus wie die Mailänder Möbelmesse (Schulmediziner). Da ist der Le-Corbusier-Sessel noch das harmlose Minimum, es geht hinauf bis zur Ledertapete. Alles ist von »erlesenem Geschmack« und zeigt es auch. Die Praxis als Lounge. Wahlweise gibt es die Varianten »Business« oder »Fünf-Sterne-Hotel«. In der Hotelpraxis wird der Wellnessaspekt stärker betont, es gibt eine ausgeklügelte indirekte Beleuchtung, die Arzthelferinnen könnten ebenso gut Models sein. Fehlt eigentlich nur noch die Barmusik. Handelt es sich dagegen um alternativmedizinische Therapeuten, sind sie gerne so eingerichtet, dass man glauben muss, bei ihnen versammelten sich sämtliche Geister aller Epochen, und es gibt keinen einzigen Gegenstand, der nicht von ihrer exklusiven Verbindung zu diesen Geistern zeugt. Das Ziel ist in beiden Fällen dasselbe: Einschüchterung. Auch bei der Hotelpraxis, in der man sich doch so wohl fühlt. Auch sie verlässt man nach einem »unverbindlichen« Vorgespräch nicht so einfach ohne Folgetermin. Unbewusst schließt man als Patient: Sie haben so viel Aufwand für mich getrieben, da kann ich mich doch jetzt nicht einfach davonmachen. Noch bevor man überhaupt einen Arzt zu Gesicht bekommen hat, fühlt man sich in diesen Praxen als Schuldner. Man bezahlt seine Schuld, indem man in eine Behandlung einwilligt, die oft maßlos überteuert ist und nicht selten unseriös. Im Gespräch zeigen die Blender für all Ihre Sorgen Verständnis und gehen im gleichen Augenblick mit einem gut geschulten Lächeln darüber hinweg. Sie kommen an diese Therapeuten genauso wenig heran wie an die Alleinherrscher.

Natürlich lässt nicht jede teuer eingerichtete Praxis und nicht jeder auffällig inszenierte »Heilungsraum« auf einen Blender schließen. Selbst ausgezeichnete, absolut seriös arbeitende und abrechnende Ärzte sind inzwischen in Zugzwang geraten, weil sie wissen, dass viele Patienten sich daran gewöhnt haben, vom Design des Wartezimmers auf die Qualität der Behandlung zu schließen. Diesen Ärzten kann man schnell unrecht tun.

Aber es hilft, sich auch die Möglichkeit eines Blenders vor Augen zu halten und seine Methoden zu kennen. Die Entscheidung für oder gegen eine Behandlung sollte vollkommen frei sein von Druck und äußeren Einflüssen. Machen Sie sich immer bewusst: Sie sind niemandem verpflichtet außer sich selbst.

Aber auch wenn ich inzwischen meine Erfahrungen gesammelt hatte und in etwa wusste, welche Arten von Heilern ich meiden musste – ich stand immer noch vor einem großen Problem: der Flut von Angeboten. Bevor man überhaupt eine halbwegs vernünftige Vorauswahl treffen kann unter den schier unendlichen Therapiemöglichkeiten, muss man sich schließlich irgendwie informieren. Das A und O für die Integrative Therapie lautet deshalb: Vernetzung. Als Laie kann man viele Ansätze schlichtweg nicht einschätzen. Manche klingen ganz hervorragend – und jeder Mediziner könnte einem in zehn Sätzen erklären, dass ihre angebliche Funktionsweise allen Naturgesetzen widerspricht. Ich meine damit nicht unerforschte oder noch unzureichend gesicherte Heilmethoden. Beim Krebs ist so viel unerforscht, dass das allein kein Hinderungsgrund sein kann (solange es keinen Anhaltspunkt gibt, dass die Methoden schaden könnten). Nein, ich spreche von glattem Betrug an verzweifelten Patienten. Medikamente zum Beispiel, die in Europa bedauerlicherweise noch nicht zugelassen sind, aber angeblich direkt auf die Krebszellen einwirken – sie allerdings aus physiologischen Gründen gar nicht oder nur in minimaler Konzentration erreichen können. Allein wegen dieser Einschätzung ist es unendlich viel wert, aufgeschlossene Schulmediziner zu kennen. Und sei es nur, um einmal kurz zu fragen: Was halten Sie davon? Ist das überhaupt möglich?

Ich staunte immer wieder, wie viele Methoden schon an dieser Hürde scheiterten. Natürlich fragte ich »meinen« Schulmediziner nicht: Geistheilung – ist das möglich? Da hätte er wahrscheinlich auch von sich aus gesagt, dass er es einfach nicht beurteilen könne. Aber wenn ich von einer neuen Methode hörte, die sich ausdrücklich auf Chemie, Biologie und andere wissenschaftliche Nachweise berief, dann griff ich als Erstes zum Telefon. Und glücklicherweise hatte ich einen Arzt gefunden, der sein Fach liebte. Er war gespannt auf jeden Fortschritt, dachte in alle Richtungen und freute sich immer, wenn ich ihn auf etwas Vielversprechendes aufmerksam machte. Andersherum natürlich genauso: Über ihn war ich mit einem Informationsnetz verbunden, das sich ständig erweiterte und gleichzeitig schon ein bisschen vorgefiltert war. Was er mir berichtete, das war zumindest nicht unmöglich und weckte keine Illusionen. Etwas schwieriger war es schon mit meinem zweiten Netz, dem der Patienten.

Das war natürlich wesentlich größer und erschloss mir viel mehr »ungesichertes Gelände«. Von allen Seiten strömten Informationen und Meinungen auf mich ein: Mitpatienten, die ich während der Therapie kennengelernt hatte, berichteten von ihren Erfahrungen, flüchtige Bekannte oder sogar völlig Fremde reagierten auf die bloße Erwähnung der Krankheit mit ausführlichen Berichten über Freunde ihrer Freunde, die mit dieser oder jener Methode geheilt worden waren, und wenn ich ins Internet ging, musste ich erst recht den Eindruck gewinnen, dass die ganze Welt voller Wunder war. Das hatte Vor- und Nachteile. Durch den schieren Umfang fanden sich unter all diesen Informationen mit Sicherheit auch für mich wertvolle. Leider waren sie auch besser versteckt unter ziemlich viel (teilweise gefährlichem) Unsinn. Das machte die Chance, tatsächlich einen Treffer zu landen,

107

nicht unbedingt größer. Bei manchen Ansätzen half ich mir einfach, indem ich die im Patientennetz gewonnenen Informationen probeweise ins Ärztenetz einspeiste. Aber auch in der Nutzung des unübersichtlichen Patientennetzes lernte ich täglich dazu. Mit Menschen, die ich persönlich kannte, ging es noch ganz gut. Da wusste ich nach einiger Zeit, wer jedem Wunderheiler auf den Leim ging und alle Fehlschläge verdrängte und wessen Erfahrungen mir wirklich weiterhelfen konnten. Außerdem musste ich nur in den allerwenigsten Fällen vermuten, dass eine andere Absicht hinter ihren Ratschlägen steckte als die, dass sie mir helfen wollten.

Richtig kompliziert wurde es bei »digitalen« Bekanntschaften. Einerseits war ich heilfroh über die schier unendlichen Recherchemöglichkeiten des Internets. So konnte mir vielleicht eine Frau aus Venezuela den entscheidenden Hinweis geben, an den ich sonst nie und nimmer herangekommen wäre. Andererseits drängte sich mir in all den Krebsforen und -blogs auch ein ständig wachsendes Angebot an Irrwegen auf. Wenn ich Zweifel an meiner momentanen Therapie hatte, fanden sich mit Sicherheit Menschen, die mir dringend rieten, alles abzubrechen. Und das leider vollkommen unabhängig davon, ob sie tatsächlich gut für mich war. Dasselbe galt umgekehrt: Für jeden noch so absurden Ansatz würde ich im Netz begeisterte Zustimmung finden.

So stolpert man oft in eine Falle, die man sich selbst gestellt hat: Man sucht eine Bestätigung der eigenen Meinung und prompt wird man fündig. Weil man nur liest, was man lesen will. Was einem nicht in den Kram passt, wird ausgeblendet. Ein Klick und weg. Nirgends kann man in diese Falle so ungehemmt hineinlaufen wie im Internet. Natürlich wird auch in Foren kontrovers diskutiert, aber oft nur innerhalb eines gewissen Rahmens. Den Menschen, die eine völlig andere Meinung vertreten, wird von der Mehrheit schnell nahegelegt, sich ein anderes Forum zu suchen. Oder sie tun es gleich von sich aus. Denn sie haben ja eine große Auswahl an Orten, die für sie gemütlicher sind. So entstehen Millionen kleiner und mittlerer Meinungsinseln, deren Bewohner jeweils dazu neigen, sie für riesige Kontinente zu halten. Das eigentlich Spannende, der Schiffsverkehr zwischen ihnen, erlahmt immer mehr. Daran ist sicher nicht »das Internet« schuld, es sind die Nutzer, die ihrer Bequemlichkeit hier freien Lauf lassen und damit unzählige Chancen vergeben. Als ich mich Professor D. anvertraute, hatte ich es genauso gemacht: Hunderte Informationen eingeholt, aber immer nur von einer bestimmten Sorte. Und, wenn man es einmal nüchtern betrachtete, rein gar nichts herausgefunden.

Seit ich diesen Fehler um ein Haar mit meinem Leben bezahlt hätte, halte ich es mit Paul Valéry: »Ich bin nicht immer meiner Meinung.« Bevor ich den Computer anwerfe, schreibe ich mir auf einen Zettel, was ich suche, woran ich zweifle und welche Kriterien die gewünschte Information erfüllen soll. Das alles möglichst konkret. Den Zettel lege ich so hin, dass mein Blick immer wieder darauf fällt. Im Grunde sind es Selbstverständlichkeiten, die dort stehen – und trotzdem: Es hilft, sie sich ins Gedächtnis zu rufen. Zu bequem sind die Irrwege, zu verführerisch die Gewohnheiten. Außerdem kann ich nur empfehlen, sobald sich eine Information zu verdichten scheint, Gegenstimmen zu suchen. Irgendwann kristallisiert sich so beinahe von selbst ein einigermaßen realistisches Bild heraus. Oft ein völlig anderes, als man erwartet hätte.

Ansonsten bewege ich mich in der digitalen Welt nicht unbedingt anders als in der analogen. Die Texte stammen schließlich auch dort von Menschen, deshalb baue ich genauso auf meinen Verstand und meine Menschenkenntnis. Zwar habe ich nicht so viele Anhaltspunkte wie im persönlichen Gespräch, aber dafür lerne ich die vorhandenen immer besser zu deuten. Am deutlichsten wird das beim Stil: Die Sprache der Illusion ist eine andere als die der berechtigten Hoffnung. Ein unsicherer Mensch schreibt anders als einer, der überzeugt ist von dem, was er sagt, ein offener anders als einer mit Scheuklappen, einer, der schmeicheln oder bemitleidet werden will, anders als einer, dem es wirklich um Erkenntnis geht, usw. Inzwischen höre ich auch in diesem Punkt auf meine innere Stimme und fahre gut damit. Außerdem filtere ich damit eine sehr eigene und reichlich widerwärtige Sprachgattung ziemlich sicher heraus: die des Marketing.

Auch was das angeht, war ich anfangs blauäugig. Ich habe mir nicht bewusst gemacht, dass Krebs für manche Menschen nichts weiter als ein boomender Markt ist. Und dass Pharmafirmen nicht davor zurückschrecken, Vertreter in Foren zu schicken, um dort ihre Medikamente preisen zu lassen. Oder selbst Foren zu betreiben und sich damit die Informationshoheit zu sichern.

Solange es offen geschieht, ist es noch nicht so problematisch, man muss dann eben auf der Hut sein, muss die Inhalte für sich selbst richtig einordnen. Und vor allem: sich klarmachen, dass diese Firmen vollkommen andere Interessen haben als man selbst. Sie haben für Entwicklung und Zulassung ihrer Medikamente enorme Summen ausgegeben, und dieses Geld wollen sie sich möglichst schnell und mit möglichst großem Überschuss zurückholen. Mit Ihnen persönlich hat das nicht das Geringste zu tun. Ob Sie an Krebs sterben oder ihn überleben, spielt in der Logik dieses Marktes keine Rolle. Es ist nicht einmal entscheidend, ob das Medikament tatsächlich besser hilft als andere Therapien. Hauptsache, es steht in diesem Ruf und wird entsprechend oft verschrieben und verkauft.

So sinnvoll, mitunter lebensrettend die Recherche im Internet auch ist, durch all diese Unwägbarkeiten kann sie sehr anstrengend werden. Anfangs bin ich leicht verloren gegangen in den Weiten dieses Netzes. Hinzu kommt, dass das ständige Hin und Her zwischen aufkeimender Hoffnung und gleich darauf folgender Widerlegung der Erfolgsversprechen ziemlich an den Nerven zehren kann. Man vergisst dabei leicht, dass ja beides noch keine gesicherten Informationen sind, sondern erst einmal nur Hinweise. Wenn es aber zwischen diesen Hinweisen herumzittert wie die Nadel auf einem defekten Kompass, kann einem schnell schwindlig werden. Auch hier half mir das Aufschreiben. Mein Zettel verhinderte, dass ich mich einfach davontragen ließ und in Gedanken schon zwanzig neue Therapien gleichzeitig anfing. Manchmal schrieb ich sogar auf, wie viel Zeit ich investieren wollte. Denn die war mir gerade jetzt zu schade, um irgendwann mit rot geränderten Augen und leerem Kopf vor dem Bildschirm »aufzuwachen« und dabei festzustellen, dass ich die letzten Stunden keinen Schritt weitergekommen war.

Solange ich solche Vorsichtsmaßnahmen beachtete, war die analoge und digitale Vernetzung für mich aber ungeheuer wertvoll. Einen ganz entscheidenden Hinweis bekam ich zum Beispiel nur, weil ein immunologisch orientierter Krebsspezialist aus Wien mir Zutritt zu seinem sehr großen und vielversprechenden Netz verschaffte. Einer Spur folgte ich dann bis in die Schweiz und bereute es durchaus nicht. Als ich zu Dr. Kleef kam, im August 2012, hatte ich die Chemotherapie bereits erfolglos hinter mich gebracht und die Lage war ziemlich desaströs. Mein Brustkorb war förmlich zerfressen vom Krebs, eine Besserung nicht absehbar. Ich galt eigentlich als austherapiert. Nicht nur ich selbst, auch meine bisherigen Ärzte waren offenkundig mit ihrem Latein am Ende. Akzeptieren wollte ich das trotzdem nicht. Dr. Kleef war für mich der Einstieg in eine wirklich integrative Onkologie. Und diese erwies sich als ziemlich erfolgreich. Hatte ich vorher schon manche Methoden einfach parallel angewandt, so wurden die verschiedenen Ansätze jetzt endlich systematisch verzahnt. Nach der ersten, gründlichen Untersuchung riss dieser Arzt nicht etwa – wie so viele vor ihm – das Ruder erst einmal an sich ohne zu wissen, wohin die Reise gehen sollte. Er machte mir keinerlei Versprechungen, redete auch nichts schön, sondern klopfte zunächst seine Erfahrungen und sein Informationsnetz daraufhin ab, was für eine Patientin wie mich überhaupt noch sinnvoll sein könnte. Glücklicherweise kam er dabei auf einen Freund, einen Hersteller von medizinischen Hyperthermiegeräten. Dieser Freund belieferte unter anderem Dr. Notter, einen Kollegen von Dr. Kleef in der Schweiz. Und der wiederum hatte selbst bei »austherapierten« Patienten wie mir schon viel erreicht. Er kombinierte Strahlentherapie und Oberflächenhypothermie, was anscheinend ein guter Ansatz war. Auf diesem Informationsweg hatte also der Zufall eine wesentliche Rolle gespielt, aber vor allem einer, den sich Dr. Kleef erarbeitet hatte. Es war der Lohn dafür, dass er unermüdlich zuhörte und sich umsah. Dieses Prinzip erlebe ich immer wieder: Bleibt man unbeweglich, kommt auch keine Hilfe, aber kaum fängt man an, sich selbst ein bisschen zu rühren, strömt sie einem aus allen Richtungen entgegen.

Dr. Kleefs Vorschlag klang ziemlich überzeugend. Aber natürlich hatte ich schon zu viele negative Erfahrungen gemacht, um mich blind ins nächste Abenteuer zu stürzen. Erst einmal hieß es wieder: nüchtern bleiben, Informationen einholen. Das war gar nicht so leicht, denn in Deutschland wurde das Verfahren von Dr. Notter noch nicht angewandt, wahrscheinlich kannten es die wenigsten Ärzte. Aber zu meiner eigenen Überraschung wuchs tatsächlich mit jeder neuen Information meine Hoffnung. Ja, es schien ein gangbarer Weg zu sein, auch und gerade bei meiner schon so weit fortgeschrittenen Erkrankung. Die Risiken schienen mir kalkulierbar und sogar geringer als die, die ich mit der Chemotherapie bereits auf mich genommen hatte. Zumindest wäre es unverantwortlich, sich die Sache nicht wenigstens mal aus der Nähe anzugucken.

Ich rieb mir die Augen und ließ mir alles von Dr. Notter selbst erklären. Mir gefiel schon allein seine Geduld dabei. Und erst recht das, was er sagte. Je mehr ich mich damit beschäftigte, desto plausibler klang dieser Ansatz. Es war auch keineswegs, wie ich zuerst angenommen hatte, eine neue Methode. Dr. Notter beschäftigte sich seit dreißig Jahren damit und hatte nachweisliche Erfolge erzielt. Gerade in meinem Fall, also nachdem die Krebszellen in die Lymphbahnen eingebrochen waren, schien diese wärmegestütze Radiotherapie vielversprechend. Sie besteht aus zwei Phasen: Die Fläche, die später bestrahlt werden soll, wird zunächst einmal gleichmäßig erhitzt. Hat die Haut eine stabile Temperatur von 43 Grad erreicht, beginnt die zweite Phase, die eigentliche Bestrahlung. Ein entscheidender Nutzen dieser Vorbereitung ist, dass sie eine weit größere Bestrahlungsfläche erlaubt als alle anderen Methoden. Das war für mich ganz wesentlich, denn meine Lymphangiosis carcinomatosa hatte sich inzwischen von der Brust über das Dekolleté und den Hals bis hin zum Ohr ausgebreitet. Ich trug also eine sehr große Behandlungsfläche mit mir herum – und musste doch gleichzeitig gerade mit Bestrahlungen vorsichtig sein, denn mein Körper war ja durch die bisherigen Therapieversuche zusätzlich geschädigt. Aber auch in dieser Hinsicht hatten die Ausführungen von Dr. Notter etwas Beruhigendes. Denn dank der Wärme kann die Strahlendosis in der Summe deutlich verringert werden. Auch die Anzahl der Bestrahlungen wird von 30 bis 60 (in herkömmlichen Verfahren) auf fünf bis maximal neun reduziert. Und das bei vergleichbaren bis besseren Ergebnissen. Der erhitzte Bereich wird für einen kurzen Moment einer ionisierenden Elektronenstrahlung ausgesetzt, das heißt, man strahlt hochenergetisch aufgeladene Elektronen darauf. Deren Wirkung reicht bis zu 2,5 cm unter die Haut. In den Lymphspalten der Haut, bei oberflächlichen Tumoren und Rezidiven (wie in meinem Fall), kann die Strahlung somit die DNA der Krebszellen vollständig zerstören. Schon nach vier bis sechs Wochen ist dann eine Operation möglich. Bei herkömmlicher Bestrahlung dauert es mindestens sechs Monate.

Zugegeben, ich brauchte als radiologischer Laie eine ganze Weile, bis ich verstanden hatte, was Dr. Notter da eigentlich genau mit mir vorhatte. Und dann nochmal mindestens ebenso viel Zeit, um auch mein Herz davon zu überzeugen, dass es dieser aufschimmernden Hoffnung tatsächlich trauen durfte. Aber die Entscheidung für Dr. Notters Methode fiel dann in völligem Einklang von Gefühl und Verstand.

Nur leider war das, was zwei renommierte, erfahrene Ärzte als den besten, vielleicht den einzig möglichen Weg bezeichneten, für die Krankenkassen noch lange nicht plausibel. Für den Antrag hatte mir Dr. Notter ein Gutachten geschrieben, das die Vorteile seiner Therapie, gerade in meinem speziellen Fall, bis ins Detail erläuterte. Und dann kam die Ablehnung. Ich fiel aus allen Wolken. Dabei ging es um eine Summe, die verglichen mit anderen Therapien geradezu lächerlich erscheinen musste: ein Bruchteil dessen, was die Kasse für eine herkömmliche Bestrahlung ausgegeben hätte. Für mich selbst natürlich trotzdem eine Unsumme. Und welche Alternativen schlug der Gutachter der Krankenkasse vor? Ich solle mich doch bitte lieber operieren lassen oder noch eine weitere Chemotherapie ausprobieren. Mir kamen Zweifel, ob er die Akten überhaupt gründlich gelesen hatte. Das, was er mir da schickte, sah jedenfalls aus wie ein etwas besserer Standardbrief. Kostenübernahme abgelehnt, da Hyperthermie in Deutschland keine anerkannte Methode und somit nicht erstattungspflichtig.

In diesem Fall half mir mein Temperament. Die Wut war zu groß, als dass sie noch viel Platz gelassen hätte für Verzweiflung. Lange bevor ich eine Ahnung hatte, wie es anzupacken sei, stand fest: läppische Krankenkassenbescheide als Todesurteile – das wird nicht akzeptiert. Sterben, weil jetzt das Geld für die Behandlung fehlt, so weit kommt es noch! Also wieder einmal alle Hebel in Bewegung gesetzt.

Wolfgang, mein begnadeter Rechercheur, fand heraus, dass man gegen die Gutachterentscheidungen der gesetzlichen Krankenkassen durchaus auch Widerspruch einlegen kann. Gesagt, getan. Aber natürlich musste es diesmal ganz und gar »wasserdicht« werden. Ich rief Dr. Notter an und bat ihn, sein Gutachten noch einmal zu überarbeiten. Er, der ja bis jetzt noch keinen Cent an mir verdient hatte, war zum Glück einverstanden. In der neuen Fassung machte er noch deutlicher, dass die Hyperthermie nur zur Verstärkung der Therapie eingesetzt wird. Erwärmt wird, damit die Bestrahlung besser wirken kann. Kern der Behandlung ist, selbstverständlich, die Strahlentherapie. Zusammen mit einer Kopie meiner Krankenakte schickten wir Dr. Notters Erklärung an die Kasse. Und dann hieß es warten. Ich war gezwungen, mir Zeit zu nehmen, die ich eigentlich nicht mehr hatte. Inzwischen war es November, fast ein Jahr war es her, dass ich die Chemotherapie begonnen hatte, ein halbes Jahr, dass ich ihre Nutzlosigkeit hatte einsehen müssen, jetzt endlich zeigte sich ein Weg – und dann solche Hindernisse! Wolfgang und ich riefen abwechselnd den für mich zuständigen Sachbearbeiter an. Wir beknieten ihn, den Vorgang zu beschleunigen. Dieser Sachbearbeiter war tatsächlich sehr geduldig und schien unser Anliegen zu verstehen, aber gegen den Kriterienkatalog der Krankenkasse war auch er machtlos. Offensichtlich lag es im Ermessen des Gutachters, festzustellen, ob ich eine Chance bekommen sollte.

Als wäre das Warten alleine nicht zermürbend genug gewesen, ging es jetzt zu Hause drunter und drüber. Gerade hatte ich mich ein bisschen gefangen, saß einigermaßen gelassen in meinem Arbeitszimmer und versuchte, mich aufs Schreiben zu konzentrieren, da fiel mein Blick zufällig auf unseren Hund.

Völlig apathisch lag das Tier da, keine Regung, nicht einmal ein Winseln. Ich sprang auf und raste mit ihm in die Tierklinik. Mein Gefühl hatte mich nicht getäuscht. »Kurz vor dem Kollaps«, murmelte der Tierarzt. Und: »Wir müssen ihn über Nacht dabehalten.« Ich fuhr also ohne den Hund zurück, dafür voll zusätzlicher Sorgen. Lesern, die keine Haustiere haben, mag es absurd erscheinen, aber es ist wirklich so: Man kann sich auch gleichzeitig um das eigene Überleben und um das seines Hundes Sorgen machen. Das kleine, springfidele Tier, von meiner Tochter auf den nicht unpassenden Namen »Mucki« getauft, war seit fast zehn Jahren immer um uns herum. Seit meiner Erkrankung »bewachte« es mich von morgens bis abends, heiterte mich durch seine bloße Anwesenheit auf, war mir in seiner unerschöpflichen

Neugierde ein gutes Vorbild und tröstete mich. Allein sein Fell zu kraulen oder ihm beim Schlafen zuzusehen, war beruhigend.

Wieder saß ich im Arbeitszimmer, es fiel mir noch schwerer, mich zu konzentrieren, da klingelte das Telefon. Irgendetwas sagte mir, dass es die Krankenkasse sein musste. Beklommen lief ich zu Wolfgang, der den Hörer schon abgenommen hatte. »Klappt es?« Sein Strahlen sprach Bände. Obwohl es bereits überflüssig war, nickte er noch einmal. »Danke!«, rief ich. So laut, dass es wahrscheinlich auch der Sachbearbeiter der Krankenkasse hörte. Ich machte einen Freudensprung (und staunte gleichzeitig selbst, dass ich das noch konnte). Wieder eine Hürde genommen. Wieder nicht klein beigegeben. Stark gewesen, auf meinem Recht zu hoffen beharrt. Und selbst die Krankenkasse davon überzeugt. Was für ein Erfolg!

Aber jetzt musste es schnell gehen. Es war Mittwoch, am Sonntag würden wir in die Schweiz fahren, am Montag konnte die Therapie beginnen. Was eine Erlösung war nach der langen Wartezeit, bedeutete ganz praktisch erst einmal: Stress. Wäsche waschen, Koffer packen, Mucki aus der Tierklinik holen. Akzeptieren, dass der Hund eine schwere Entzündung der Bauchspeicheldrüse hat und regelmäßig Insulinspritzen braucht. Ihn in die Obhut meiner Tochter geben. Die Rechnung für seine Behandlung begleichen (unmöglich ohne Hilfe von Freunden, die Kosten dort sind durchaus vergleichbar mit jenen in der Onkologie). Dann, ganz wichtig: einkaufen. Denn die Krankenkasse zahlte nur die Behandlung, das Problem mit Unterkunft und Verpflegung mussten wir selbst lösen. Und das in der Schweiz. Essen und Getränke für zwei Personen und genauso viele Wochen, das alles musste mit. Wir konnten uns nicht darauf verlassen, irgendwo in der Nähe unserer Unterkunft einen wirklich günstigen Supermarkt zu finden, wir würden auch kaum Zeit für diese Art von Recherchen haben. Und hier zu Hause wussten wir inzwischen aus Erfahrung, wie man von »eigentlich fast gar nichts« lebt. Also tauschten wir mal wieder dieses »fast nichts« gegen möglichst viel nicht allzu schlechtes Essen und packten uns den Kofferraum voll.

Genau genommen hatte ich gar keine Kraft mehr, so durch Haus und Stadt zu wirbeln, aber irgendwoher wuchs sie mir dann doch zu. Gerade so, als könnte ich sie erst durch die Bewegung selbst erzeugen. Manchmal dachte ich sogar: Vielleicht war es nicht schlecht, dass ich so viele kleinere Sorgen an allen Ecken und Enden hatte, die alle sofort bearbeitet werden wollten. Bei so viel Konkurrenz konnte die eine, große Todessorge nicht ganz so übermächtig werden. Die Aussicht, noch einmal eine Chance zu bekommen, war jedenfalls mehr als beflügelnd. Wolfgang staunte. Und packte die nächste Hürde an: die Unterkunft. Und er wurde fündig, in einer Gaststätte, in einem kleinen, mittelalterlichen Winzerort, eine halbe Autostunde von »meiner« Klinik entfernt. Wenn das kein Glück war.

Nach mehr als 500 Kilometern Fahrt kamen wir ziemlich erschöpft an und stellten fest, dass das, was so romantisch klang, vor allem eins war: sagenhaft kalt. Denn die Gaststätte stammte aus dem 15. Jahrhundert. Das war kein Vorteil im November. Aber ich riss mich zusammen und dachte mir: Du wirst dich doch jetzt nicht über solche Lappalien beklagen! Erst einmal eine Nacht darüber schlafen, und sollte es wirklich eine Gefahr für die Gesundheit darstellen, konnte man sich ja immer noch woanders umsehen. Und schon während ich ins Bett stieg, wurde mir die Lösung klar. Riesige Daunendecken lagen da, von bester schweizerischer Qualität, man versank darin, dass es eine Wonne war. Nach ein paar Minuten schon waren wir aufgewärmt. Ich fühlte mich geborgen wie ein gut umsorgtes Kind. Voller Dankbarkeit und Vertrauen fiel ich in einen tiefen Schlaf – der in aller Herrgottsfrühe jäh beendet wurde.

Meine Tochter war am Telefon, völlig aufgelöst. Der Hund fraß nicht mehr, keinen Bissen seit unserer Abreise. Das Insulin musste sie ihm dennoch spritzen, wie sollte das gutgehen? Ich merkte, dass auch sie am Rande ihrer Belastbarkeit angekommen war.

Früher hätte sie mich wegen so einer Frage wahrscheinlich nicht einmal angerufen und einfach von sich aus das Richtige getan. Sie ist eine kluge, starke junge Frau. Aber jetzt erlebte sie schon seit anderthalb Jahren, wie ihre Mutter mit dem Tod rang, machte sich genau wie ich Hoffnungen und musste immer wieder mit Rückschlägen umgehen. Da war die Erkrankung des Hundes exakt das, was nicht mehr hätte dazukommen dürfen. Meine Tochter konnte nicht mehr. Und das spürte ich ausgerechnet jetzt, Hunderte Kilometer entfernt, ohne jede Möglichkeit, sie in den Arm zu nehmen und aufzurichten, ganz deutlich. Sie hatte panische Angst, den Hund durch die Insulinspritzen umzubringen. Über unser Gespräch war die Zeit dann doch fortgeschritten, langsam geriet auch ich unter Druck, und so stand ich vorm Spiegel, in einer Hand das Handy, in der anderen die Zahnbürste, und meine Gedanken überschlugen sich. Ich musste in die Klinik, da war nichts zu machen. Was also konnte ich raten, wie meine Tochter beruhigen? Ich schlug ihr vor, den Hund zu uns nach Hause zu bringen und zu sehen, ob er vielleicht in seiner gewohnten Umgebung doch wieder fressen würde. Kein brillanter Plan, aber alles, was mir im Moment einfiel. Bei der Verabschiedung wirkte meine Tochter immerhin ein bisschen ruhiger. Ich machte mich fertig und hastete zum Auto. Es war kurz nach acht und um neun musste ich bei Dr. Notter sein.

Die Autotür war noch nicht ins Schloss gefallen, da kam der zweite Anruf. Nein, der Hund fresse auch zu Hause nicht, im Gegenteil, er renne wie wild durch die Wohnung und suche nach mir. Meine Tochter weinte. Ich wusste, ich würde die nächsten Stunden nicht erreichbar sein, konnte sie nicht einmal telefonisch trösten.

Ich konnte ihr nur raten, sich an die Tierklinik zu wenden. Es griff mir ans Herz, sie mit all ihren Ängsten und Sorgen so alleine zu lassen, aber ich hatte in dem Moment keine andere Wahl. Ich musste mich jetzt ganz auf meine Therapie konzentrieren, sonst wäre es unsinnig gewesen, sie überhaupt anzufangen.

Es fiel mir schwer. Dr. Notter merkte es schon bei der Begrüßung. Und er ist nicht der Mediziner, der seinen Patienten kraft seines Amtes befiehlt, sich zusammenzureißen. Er ist ein »Vollblutarzt«, das war mir schon bei unserem ersten Gespräch klar. Vom ersten Moment an vertraute ich ihm. Ich beantwortete die Frage nach meinem Befinden ehrlich, weil ich wusste, dass sie ehrlich gemeint war. Ohne Scheu erzählte ich von dem Chaos zu Hause, von der Sorge um meine Tochter, von unserem kranken Hund. Damit war die Basis gelegt. Es ist einfach besser, wenn der Arzt weiß, was los ist. Er merkt es ja doch und versucht, sich seinen Reim darauf zu machen. Da ist es weder fair noch hilfreich, ihn im Trüben stochern zu lassen. Während Dr. Notter mich durch ein paar Gänge zum Behandlungsraum führte, unterhielten wir uns über Hunde. Er hat auch einen. Das war durchaus kein Small Talk, was wir da pflegten, das war einfach eine Unterhaltung zwischen zwei Menschen, die einander als solche wahrnehmen.

Wie oft habe ich gerade in diesen Situationen das Gegenteil erlebt. Verkniffenes Schweigen, ausweichende Blicke, die Hoffnung, möglichst bald anzukommen und sich endlich wieder dem »Sachlich-Medizinischen« zuwenden zu können. Oder eben lustloses Gesprächsgeplätscher, dahingeredete Phrasen ohne Interesse am anderen, nur um nicht zu schweigen. Was werden da auf den Klinikfluren für Chancen vergeben! Von beiden Seiten. Es macht nämlich auch für die Heilung einen Unterschied, ob man bei der Visite mit den Worten geweckt wird: »Guten Morgen, jetzt können Sie bald wieder zu Ihren Kindern« oder mit einem lauten Räuspern und: »Ihre Werte sind dann so weit stabil.« Aber die erste Variante setzt voraus, dass der Arzt etwas von seinem Patienten weiß. Dafür muss auch der Patient ihm offen gegenübertreten. Und gerade in den Momenten, in denen das Medizinische mal außen vor ist, in denen es einmal nicht darum geht, eine sachliche Information zu überbringen und darauf zu

119

reagieren, können Arzt und Patient ganz befreit das gegenseitige Vertrauen festigen.

Als wir den Behandlungsraum erreicht hatten, war ich mir vollkommen sicher: Dieser Arzt macht nichts Unverantwortliches, hier läuft keine Show ab, sondern ich mache möglicherweise gerade die ersten Schritte zu einer wirklichen Heilung. Das Gespräch wechselte nahtlos über zur bevorstehenden Therapie. Alles war selbstverständlich, unverkrampft. Und so merkte ich erst sehr spät, dass dieser Behandlungsraum schon der war, in dem nachher die Bestrahlung stattfinden würde, der gefürchtete »Bunker«. Ich fühlte mich dabei keineswegs übertölpelt, im Gegenteil. Ich wusste ja, dass Dr. Notter mich über alles, was er machen würde, vorher haargenau informieren würde. Aber er ahnte sicherlich, wie beliebt dieser komplett abgeschirmte Raum bei seinen Patienten war – also warum noch zusätzliche Ängste aufbauen? Derselbe verschlungene Weg zu demselben befremdlichen Raum mit einem schweigend vor sich hinstarrenden Arzt neben mir – das wäre ein echter Albtraum gewesen.

Sorgfältig markierte Dr. Notter die Behandlungsfläche auf meinem Körper, dann gingen wir zurück in sein Sprechzimmer, wo inzwischen schon alles für die Erwärmung meiner Haut vorbereitet war. Ich legte mich hin, Dr. Notter reichte mir die Schutzbrille und brachte die Wärmelampen in die richtige Position, dann ging es los. Trotz der Brille reagierten meine Augen auf das rote Licht. Das irritierte mich ein bisschen. Aber Dr. Notter erklärte alles, auch, was er als Nächstes tun würde und dass er die Erwärmung über ein spezielles Programm seines Computers ganz genau verfolgen konnte. Er begann mit 38 Grad, was ausgesprochen angenehm war. So ungefähr musste sich eine Katze auf der Ofenbank fühlen. Langsam steigerte er die Temperatur. Wolfgang redete mir gut zu und streichelte meine Beine. Bei 43 Grad reagierten die Sensoren, die Lampen schalteten sich automatisch ab. Das allerdings war eine Temperatur, bei der sich auch jede

Katze davongemacht hätte. Während ich noch überlegte, mit welcher Mentalübung ich das Gefühl, wegzuschmelzen, bekämpfen sollte, hörte ich Dr. Notters Stimme: »Na, Sie haben aber eine gute Durchblutung! Ihr Körper kühlt ganz ausgezeichnet.« »Ist das gut oder schlecht?«, fragte ich. »Für Sie ist das hervorragend. Bloß ich muss jetzt zusehen, wie ich die Wärme halte. Und wie ich Sie, sobald Sie die optimale Temperatur erreicht haben, am schnellsten in den Bestrahlungsraum bringe.« Mir war schon vorher aufgefallen, dass ihm der Schalk aus den Augen blitzte, und jetzt, in dieser Situation, ein so ungezwungenes Gespräch, das entspannte ungemein. Zugleich bereitete er mich darauf vor, dass ich nachher gut mitarbeiten musste, damit wir keine Zeit verlieren würden. »Dauert aber noch eine halbe Stunde bis dahin«, sagte Dr. Notter. »Und wir haben jede Menge warme Decken. Das kriegen wir hin.« Auch ich hatte keinen Zweifel daran. Während das rote Licht ständig aus- und wieder anging, »reiste« ich in die Türkei.

Es ist schon Frühjahr (kein Wunder also, dass es so warm ist). Ich besuche Jonas, den Delphin, und »erzähle« ihm von den großen Fortschritten, die ich im Winter bei der Strahlentherapie gemacht habe (so viel Fantasie muss sein). Ich schaue mir das Haus an, das dort noch immer auf mich wartet, und fühle mich sofort wohl darin. Meine Tochter läuft am Strand entlang, endlich wirkt sie wieder unbeschwert. Sie winkt mir zu. »Und ...«, ruft sie, »willst du hier alt werden?« Ich nicke.

»So, jetzt ist es gleich so weit.« Ich hörte Dr. Notters Stimme und beschloss, das zumindest ein bisschen auch auf meine Türkeireise zu beziehen. »Gleich« ist schließlich ein dehnbarer Begriff, und das, was mir jetzt hier konkret bevorstand, würde wirklich Kraft kosten. Dafür konnte ich solche kleinen Ermunterungen jetzt gut gebrauchen. Wenn ich mir bewusst vor Augen führte, wozu das Ganze gut war, fiel es mir sicher leichter. Noch einmal Dr. Notter: »Sie werden gleich abgeholt, jetzt muss wirklich alles sehr schnell gehen.« Man hatte mich also am Flughafen schon zweimal aus-

121

gerufen, wenn ich mich jetzt nicht beeilte, würden sie ohne mich in die Türkei fliegen. Die Tür wurde geöffnet, Stimmen drangen in den Raum. Das rote Licht ging aus, Dr. Notter nahm mir die Schutzbrille ab. Ich versuchte, mich von der Liege zu erheben. Keine Chance, die Schmerzen waren zu groß. Hilfe kam von allen Seiten, ich wurde gestützt, in eine Decke gewickelt. Dr. Notter und eine Schwester halfen mir auf. Ich musste die Zähne zusammenbeißen, um nicht zu schreien vor Schmerz.

Eine Schwester neben, die andere hinter mir, lief ich zum Bunker. Jetzt einfach nur schnell sein. Sich ganz auf das Flugzeug konzentrieren, das schon die Motoren warmlaufen lässt. Froh sein über die Freunde, die mit einem rennen und sagen »Komm, das packst du!«. Die Mitarbeiter am Check-In winken mich einfach durch, jetzt bin ich schon in der Gangway und … geschafft! Meine Güte, das war jetzt wirklich viel sportlicher gewesen, als ich mich eigentlich gefühlt hatte. Fast schon wie früher. Oder später wieder – in der Türkei. Schade, dass ich keine Zeit hatte, ausgiebig stolz auf mich zu sein. Ich legte mich hin (diesmal schaffte ich es ohne Hilfe) und sah mich ein bisschen um. Grober Fehler. Nichts als Geräte, Schläuche, Anzeigetafeln, Strahlenschutzmasken. Doch besser die Augen schließen. Es war schon seltsam, ich habe meine Patienten überallhin begleitet, selbst bei großen OPs. Ich kenne jeden Winkel der Kliniken, die Operationssäle, die Intensivstationen, die Überwachungszimmer, die angsteinflößendsten Maschinen und Geräte – nur diesen Bunker, den kannte ich bis jetzt noch nicht. Und schon gar nicht aus dieser Perspektive, liegend, dem Arzt und den Schwestern zuhörend, die irgendwo hinter, über, neben mir unter Hochdruck die Geräte einstellten. Natürlich wusste ich von der Existenz solcher Räume, aber ich war noch nie selbst in einem gewesen. Jetzt erst konnte ich nachvollziehen, was meine Schützlinge darin empfunden hatten. Schon allein die Sicherheitsvorschriften waren einschüchternd. Alle sind darauf aus, sich vor den Strahlen zu schützen, durch fast kriegerisch anmutende Masken und später durch »Flucht«, nur man selbst muss daliegen, allein, mit nacktem, exakt markiertem Oberkörper und sich dieser Strahlung aussetzen.

Wenn man die Patientenmitarbeit in verschiedene Schwierigkeitsgrade einteilen wollte, war das hier sicherlich die Hohe Schule. Das ging nur mit sehr starkem Willen. Ich lag da und wusste nicht mehr recht, was ich mir noch vorstellen sollte. Ein Flugzeug jedenfalls, das so aussieht, ist auch nicht gerade beruhigend. Ich brach eine grundlegende Regel der mentalen Arbeit (immer positiv formulieren!) und dachte nur noch: »Jetzt nicht aufgeben! Doch nicht an diesem Punkt!« Und dann fiel mir doch noch etwas Positives ein, wenn auch, zugegeben, nichts besonders Originelles: »Gleich hast Du's hinter dir!« Immerhin, darauf ließ sich aufbauen. Denn egal, wie ich mich anstellte, in vielleicht einer halben oder dreiviertel Stunde würde ich die Klinik verlassen. Und was war schon eine halbe Stunde! Die übersteht man immer. Und weil ich wusste, dass ich sie so oder so überstehen würde, konnte ich sie auch besser gleich so gut wie möglich nutzen. Ich gebe zu, diese Überlegungen waren ein bisschen theoretisch, aber ihre Logik überzeugte mich trotzdem. Jetzt fehlten nur noch die Bilder. Also: Ich, in einer Stunde, ganz entspannt durch Neuchâtel flanierend. Schon besser.

»Wir müssen leider doch zwei Bestrahlungsfenster machen.« Na, das ließ sich jetzt wirklich schlecht umdeuten. Aber er brauchte ja eine Reaktion von mir, der gute Dr. Notter, und das schnell. Er musste wissen, dass ich einverstanden war, dass ich mitmachte. Auch, wenn es nicht leichtfiel, antwortete ich: »Kein Problem, machen Sie alles so, wie Sie es für richtig halten. Hauptsache, wir erreichen unser Ziel.« Und während ich das Erste noch eher mechanisch aufsagte, weil es eben notwendig war, füllte sich der letzte Satz plötzlich doch mit Überzeugung. Meine Stimme wurde fester, ich stand jetzt wirklich hinter dem, was ich sagte. »So, es geht los!« Dr. Notter lief mit seinem Team raus, die Stahltür fiel zu. Ich war allein. Nach ein paar Minuten hörte ich, wie die Geräte anfingen, zu arbeiten. Ein beständiges Sirren, nicht laut, aber wahrnehmbar. Jetzt fiel mir ganz spontan die passende Visualisierungsübung ein: Winzige Nadeln dringen zu Hunderten, zu Tausenden in die Krebszellen ein und zerstören sie. Genau so muss sich das anhören. Sie arbeiteten ganz prachtvoll.

Das Bild wurde immer plastischer. Und mit einem Mal war dieses an sich so unangenehme, technische Geräusch ein beruhigender Hinweis auf meine Heilung. In Gedanken verabschiedete ich mich von den Tumorzellen, bedankte mich für die Erfahrung und sagte ihnen gleichzeitig, dass ich jetzt aber genug gelernt hatte. Dass ich bereit war für mein neues, krebsfreies Leben. Ich ließ sie los.

Ich hörte, wie das Team um Dr. Notter im Laufschritt zurückkam. Leise, schnelle Anweisungen, Dr. Notter prüfte noch einmal jede Einstellung, justierte nach und schon waren sie alle wieder weg. Der zweite Durchgang war schon viel leichter. Ich atmete tief und ruhig ein und aus, lag vollkommen regungslos. Sah zu, wie eine Krebszelle nach der anderen von den Nadeln getroffen wurde.

»Frau Urban, Sie haben's geschafft!« Das ging schneller als erwartet. »Das haben Sie prima gemacht.« Na, das konnte man wohl sagen. Dankbar lächelte ich Dr. Notter an. Es ist ja immer ein bisschen heikel, einen erwachsenen Patienten zu loben. Ich habe einige Schützlinge betreut, die fühlten sich geradezu beleidigt dadurch. Meistens habe ich dann zurückgefragt: »Ja, fanden Sie es denn nicht schwierig?« – Auch wenn ich »einfach nur dagelegen« hatte, unter diesen Umständen war gerade das ein hartes Stück Arbeit gewesen. Es erforderte Mut, Kraft, Konzentration, Selbstbeherrschung ... – Warum in aller Welt sollte ich mich dafür nicht loben lassen und stolz sein auf das Erreichte?

»Wir sehen uns dann Freitag wieder.« Das hatte für mich jetzt nichts Drohendes mehr. Ich fühlte mich eher wie im Abitur, nachdem ich die Hälfte der Prüfungen schon bestanden hatte. Es blieb anstrengend, sicher, aber durchfallen konnte ich praktisch nicht mehr, jetzt ging es nur noch darum, meine Sache so gut wie möglich zu machen. Das war – bei allen Herausforderungen – doch sehr befreiend. Eine Schwester brachte mich zu Wolfgang. Ich war erschöpft und etwas wacklig auf den Beinen, aber zufrieden. Mit dem Verlauf der Bestrahlung, mit meiner Entscheidung für Dr. Notter, mit mir. Wolfgang nahm mich in den Arm, dann half er mir beim Anziehen. Während er mir den Pulli überstreifte, dachte ich: »Eines Abends werde ich mich ausziehen und feststellen, dass nichts mehr gerötet ist. Nur noch gesunde Haut an einem gesunden Körper.« Auch die Schmerzen nahmen langsam ab.

Kurze Zeit später schlenderte ich tatsächlich durch Neuchâtel. Es war noch schöner als in meiner Vorstellung. Allerdings ein bisschen irreal. Da schlenderten wir durch diese bezaubernden Gassen und mit einem Mal, wie aus dem Nichts, erschien vor uns eine riesige Seifenblase. Die größte, die ich je gesehen hatte. Sie schillerte vor uns her, tanzte mal nach links, mal nach rechts, spiegelte Fenster und Laternen, umspielte die ganze Straße mit ihrem hauchdünnen, farbigen Schleier. Man konnte nicht zusehen, ohne zu lächeln. Und ein bisschen beschwingter zu gehen. Als wir uns umschauten, sahen wir einen jungen Mann. Vor ihm stand ein großer Bottich. Mit zwei Stäben holte er daraus eine Riesenseifenblase nach der anderen. Er tauchte die Stäbe ein, lief ein kleines Stückchen und schon war wieder eine da. Ich war hin und weg. Alle Strapazen des Tages waren vergessen. In meinen Armen und Beinen kribbelte nur noch der Spieltrieb. Das Kind in mir war erwacht und es wollte mehr von diesen schillernden Blasen. Es wollte überhaupt nicht mehr weg von hier. In diesem Moment war alles in Ordnung, alles stimmte, so, wie es war.

Während ich noch seinen Seifenblasen zugesehen hatte, war der junge Mann unbemerkt zu mir gekommen. »Wüst a amoi?« – Na und ob! Schon hielt ich die Stäbe in der Hand. Erst da fiel mir auf: Der sprach ja Österreichisch! Meine »Muttersprache«! Es hatte so gut gepasst, dass ich es zuerst einfach für selbstverständlich gehalten hatte. Ich folgte ihm zu dem Bottich. Er zeigte mir, wie es ging – und tatsächlich, ich hatte mich nicht getäuscht, alles in feinstem Österreichisch – was für ein Spaß! Auch er schien sich zu freuen, dass er mich getroffen hatte. Er überließ mir seine Utensilien ganz und gar und schaute nur zu. Schnell hatte ich den Bogen raus. Ich tauchte die Stäbe ein, lief, sah den Seifenblasen hinterher, wieder und wieder. Es gab nur noch mich und sie auf der Welt. Ich hatte den Kopf so weit oben in der Luft, dass ich gar nicht merkte, wie das Laufen mich anstrengte.

Erst, als ich nach Atem schnappen musste, gefühlte tausend Seifenblasen später, gab ich meinem Landsmann die Stäbe zurück. Inzwischen hatte sich eine kleine Versammlung eingefunden, ich hatte es überhaupt nicht bemerkt. Zwanzig, dreißig erwachsene Menschen standen da, schweigend und glücklich, versunken in den Anblick von Seifenblasen. Ohne sie zu kennen, fühlte ich mich jedem Einzelnen von ihnen verbunden. Es war ein bisschen so, als würden wir hier in diesem Augenblick in einer besseren, wahreren Form vor einander stehen. Verletzlicher auch, aber dafür ohne eitles Gestelze, ohne alle Umschweife. Einerseits natürlich kindlicher, andererseits aber auch sehr erwachsen. So erwachsen, dass wir nicht darauf achten mussten, wie das, was wir hier taten, wohl »von außen betrachtet« wirkte. Wir wussten, dass es ungewöhnlich war, und hatten den Mut und das Selbstbewusstsein, es trotzdem zu tun. Wir standen zu uns. Da war keiner, der nur verstohlen aus dem Augenwinkel hinschaute, keiner, der mit seinem Minenspiel zu zeigen versuchte, dass dies hier eigentlich »unter seinem Niveau« sei. Nein, da standen wir nebeneinander, mit blanken, verzückten Gesichtern und freuten uns an den Seifenblasen und daran, dass wir unsere Freude teilen konnten.

Ich genoss noch ein bisschen das österreichische Plaudern, dann wurde es Zeit, sich zu verabschieden. »Pfiati, i wünsch da nou an schenan Urlaub«, rief mir der junge Mann hinterher. Das war ein Stich ins Herz. Nein, so unbeschwert war ich eben

126

doch nicht, dass das hier einfach Urlaub gewesen wäre ... Für einen kurzen Moment griff das Selbstmitleid nach mir. Aber dann schaute ich mich noch einmal um, überblickte diesen ganzen zauberhaften Platz mit seinen glücklichen Menschen und dachte: »Ich gehöre dazu! Ich wirke wie sie!« Offensichtlich hatte mir niemand angemerkt, dass ich eigentlich nicht mal richtig laufen konnte. Ich hatte es einfach getan. Und es war gegangen. Ich hatte sogar andere mit meiner Lebensfreude angesteckt. Selbst als ich erschöpft war, kam niemand auf die Idee, dass ich krank sein und Hilfe brauchen könnte. Wenn das kein gutes Zeichen war! Niemand hatte hier eine leidende, krebskranke Frau gesehen. Also konnte hier auch keine gewesen sein. Höchstens eine, die im Moment noch krank war, deren Kraft aber so groß war, dass der Krebs daneben klein erschien. Wie eine kurze Atemnot nach dem Rennen. Mich an dem Tag, an dem ich die letzte überhaupt noch mögliche schulmedizinisch orientierte Therapie begonnen hatte, für eine Urlauberin zu halten – das war genau genommen vielleicht das verrückteste und schönste Kompliment, das ich je bekommen hatte. Strahlend ging ich zu meinem Mann zurück. Wolfgang erwiderte das Strahlen wie ein Spiegel. Es freute mich, dass ich ihm auch einmal – ganz unbeabsichtigt – zeigen konnte: Ich habe noch Kraft! Es ist noch lange nicht vorbei mit mir, mit uns!

Und jetzt mussten, zur Feier des Tages, doch einmal frische Brötchen her. Wir zogen uns zurück in unser altehrwürdiges Gewölbe, in dem wir schon richtig heimisch geworden waren, und tafelten: die Brötchen, Käse und Dosenfisch. Wir aßen, als gäbe es nichts Besseres auf der Welt. Neben dem Bett blühte ein kleiner Weihnachtsstern, vor uns, auf unserem Ess- und Schreibtisch, leuchteten zwei Kerzen in einem Tannengesteck. Man muss sich nur zu helfen wissen. Als wir dann noch erfuhren, dass sich auch zu Hause die Wolken lichteten, war der Abend perfekt. Ich telefonierte lange mit meiner Tochter. Der Tierarzt hatte ihr gute Ratschläge gegeben und ihr versichert, dass die Lage nicht so drama-

127

tisch war, wie sie am Morgen ausgesehen hatte. Freunde hatten sie beruhigt und halfen ihr jetzt beim Verabreichen der Spritzen. Und wir zwei, wir nahmen uns vor, uns nicht mehr unterkriegen zu lassen. Ich erzählte ihr von der ersten, erfolgreich durchgestandenen Bestrahlung. Meine Hoffnung färbte auf sie ab.

Von nun an stellten wir uns auch morgens geschickter an. Warum sollte ich mit meiner Tochter darüber fachsimpeln, wie sie eventuell den Hund beruhigen könnte – ich hatte ein Telefon, er hatte Ohren, also ... Ich musste zwar selbst ein bisschen schmunzeln, wenn mein Tag jetzt damit begann, dass ich in einem kleinen schweizerischen Hotelbadezimmer stand und beruhigend auf meinen Hunderte Kilometer entfernten Hund einredete, aber es wirkte. Und das war die Hauptsache. Mit meiner Stimme am Ohr ließ er die Spritzen-Prozedur wesentlich gelassener über sich ergehen. Ein guter Anfang. Wenn der Hund seine Spritze hatte, fuhr ich zur Bestrahlung. Ein paar Tage zuvor war das noch eine vage, ziemlich verrückt anmutende Vorstellung gewesen. Jetzt war es Realität und kam mir ganz natürlich vor. Das befriedigende Gefühl, dass ich jeden Tag wirklich gegen meine Krankheit angehen konnte, wollte ich nicht mehr missen. Anstrengend war das Ganze natürlich trotzdem. Schon nach der dritten Bestrahlung merkte ich, wie meine Kräfte nachließen. Ein kleiner Spaziergang am See musste sein, und ich genoss ihn auch, aber spätestens um acht kroch ich unter meine Daunendecke. Ich hielt trotzdem durch und irgendwann war er da, der letzte »Bestrahlungstag«. Der allerdings wurde nochmal eine richtige Herausforderung, die Abschlussprüfung sozusagen. Es war ein Freitag, und wir hatten schon in Deutschland entschieden, gleich nach der Bestrahlung zurückzufahren. Eine Übernachtung gespart. Kosten reduzieren, wo es nur ging. Der Existenzangst jedes bisschen Nahrung entreißen, das man zu fassen bekam. Als wir das Zimmer so buchten, waren wir allerdings davon ausgegangen, dass auch dieses Mal die Bestrahlung am Morgen stattfinden würde. Und prompt war es der einzige Tag, an dem das nicht möglich war. Ein Notfall, ein Patient mit Lungenkrebs und Metastasen im Augenbereich. Er drohte zu erblinden. In seiner Situation konnte schon ein einziger Tag Aufschub fatal sein. Natürlich war ich einverstanden, als Dr. Notter mir erklärte, dass er meinen Termin gerne auf den frühen Nachmittag verlegen wollte. Auch wenn mir vor der langen Autofahrt, jetzt in die Nacht hinein, graute. Also verbrachten wir den Morgen damit, die Koffer zu packen und den Wagen zu beladen. Das Gepäck, die übrig gebliebenen Lebensmittel und obendrauf einen Adventskalender für meine Tochter. Das musste einfach sein. Leisten konnten wir uns den zwar auch nicht, aber er bedeutete ein kleines Stückchen Normalität und damit Sicherheit für sie. Und das in der sowieso sehr emotionalen Vorweihnachtszeit. Insofern hatte er einen Wert, der weit über das Materielle hinausging. Der war bestimmt nicht zu teuer erkauft.

Während ich mir den vollgepackten Wagen so ansah, musste ich an den anderen Patienten denken. Ja, verglichen mit ihm ging es mir gut. Ich halte eigentlich überhaupt nichts von diesen »Patienten-Hierarchien«, die einem leider ganz automatisch in den Sinn kommen. Was hilft es mir, zu wissen, dass andere es noch schlechter haben? Was ist das für ein billiger Trost auf Kosten anderer! Außerdem gibt es schließlich auch viele, denen es besser geht. Wozu also diese ständigen Vergleiche? Oft spielt da etwas wie ein Überlegenheitsgefühl mit hinein, manchmal beinahe ein Hohn des Kranken gegenüber dem noch etwas Kränkeren. Das ist menschlich. Aber nicht gerade die sympathischste Eigenschaft des Menschen. Letztlich steckt wohl nichts weiter dahinter als der Wunsch, sich gegenüber der Gefahr abzugrenzen. Man hat Angst, dass man selbst (wieder) in die Lage des anderen kommt. Nie will man da hin. Deshalb lehnt man jeden, der sich dort befindet, unbewusst ab. Das ist ähnlich wie die ständige Angst der Mittelschicht vor der Verarmung, die sich nicht anders zu entladen weiß als durch die rigorose Abwertung derer, die schon arm sind. Und ähnlich fatal. Die Ursache ist verständlich, die Art, wie sie sich auswirkt, grausam. Vermeiden lässt sich der Vergleich mit den Kränkeren kaum, unterdrücken oder verdrängen hilft auch nichts. Deshalb versuche ich, meine gedanklichen Reflexe zu analysieren und dann sehr bewusst zu trennen zwischen dem Menschen und seiner Lage. Sicher, ich arbeitete mit allen Mitteln dagegen an, selbst ein solcher Notfall zu werden wie dieser Lungenkrebspatient. Hätte ich es nicht getan, hätte ich keine Aussicht gehabt, geheilt zu werden. Ich musste mich mit Händen und Füßen dagegenstemmen. Aber doch nicht gegen ihn selbst. Um solche Gefahren zu umgehen, stelle ich mir das Ganze nicht als Hierarchie vor, die Gesunden stehen für mich nicht weiter oben als die Kranken. Ich denke eher an eine flache Landschaft, die zuerst unwirtlich ist, voller Gestrüpp und ohne Wege, und dann immer freundlicher wird. Ich selbst hatte mich mit der Machete durchgeschlagen, fast bis ans Ende der überwucherten Zone, und langsam erahnte ich den Ausgang. Ganz bestimmt wollte ich nicht zurück. Trotzdem tat es mir gut, auch in die andere Richtung zu schauen und mir bewusst zu machen: Von dort bist du gekommen, dort, mitten in diesem Dschungel, hast du gerade noch gestanden. Und wenn ich außerdem einem anderen Patienten zurufen konnte: »Hier wird es ein bisschen heller, hier kommt ein Weg!«, dann war ich zufrieden.

Am Nachmittag, bevor auch für mich wieder die Wärmelampen ansprangen, fragte ich Dr. Notter, wie es dem anderen Patienten ging. Obwohl ich ihn nicht kannte, waren wir doch so etwas wie eine Schicksalsgemeinschaft. Und ich freute mich über jeden Mitpatienten, der kämpfte. Der sich nicht aufgab, sondern selbst in einer solchen Situation noch in die Schweiz fuhr, nur weil er irgendwo gehört hatte, dass sich dort das scheinbar Unabwendbare vielleicht doch noch abwenden ließe. Und ich wurde nicht enttäuscht. Der Patient hatte sich tapfer geschlagen, Dr. Notter war zuversichtlich. In der Dreiviertelstunde unter dem Rotlicht dachte ich diesmal nicht nur an meine Tochter und an Jonas, sondern auch an den Mann mit den Augenmetastasen. In Gedanken rief ich ihm zu, dass er durchhalten solle, dass es sich lohne, egal wie anstrengend es sei. Dass es einen Ausweg gebe. Meine Bestrahlung verlief auch diesmal vollkommen reibungslos. Das, was mir beim ersten Mal solche Angst gemacht hatte, war jetzt schon beinahe Routine. Ich rannte, ließ mich bestrahlen und fiel glücklich und erschöpft in Wolfgangs Arme. Heute war es sogar einfacher, denn: Es ging nach Hause! Mit dieser Aussicht stand ich die Bestrahlung vollkommen ruhig durch. Um halb fünf machten wir uns endlich auf den Weg. Glücklich und voller Zuversicht. Wie freute ich mich darauf, meine Tochter wiederzusehen! Wie erleichtert war ich, dass ich ihr bald den kranken Hund abnehmen, mich um sie kümmern konnte. Von nun an würde alles ein bisschen geordneter verlaufen.

Endlich, nach vielen Stunden im Stau und Stop-and-go-Verkehr, der mich sehr an meine Therapie-Odyssee erinnerte, kamen wir an. Es war früher Morgen. Jetzt nur noch das Nötigste aus den Koffern geholt und dann ab ins Bett. Ins eigene. Das tat gut. Ich schlief meiner Heilung entgegen. Gleich nach dem Aufwachen lief ich zum Spiegel. Ich wollte jetzt endlich sehen, dass es voranging. Irgendeine kleine Wirkung der Strahlentherapie würde sich doch wohl schon zeigen. Wenn man genau hinguckte. Aber da wurde ich enttäuscht. Feuerrote Haut, genau wie vor Wochen. Nicht ein kleines bisschen hautfarbener. Das war natürlich eine vorprogrammierte Enttäuschung. Es war einfach naiv gewesen. Ich hätte doch wissen müssen, dass es so schnell nicht gehen konnte. Und trotzdem war ich nicht unzufrieden mit mir. Es war schließlich ein großer Fortschritt, dass ich jeden Millimeter meiner Haut hoffnungsvoll absuchte. Und nicht mehr, wie noch vor Kurzem, versuchte, mich zu waschen, ohne hinzugucken. Selbst wenn sich an meinem Körper noch nichts zeigte, meine Seele hatte sich offensichtlich gut entwickelt.

Ganz vorsichtig entfernte ich die grünen Markierungen und trug die Salbe auf, die mir Dr. Notter zur Nachbehandlung mitgegeben hatte. Noch immer war die Haut extrem empfindlich,

131

aber ich pflegte sie jetzt weitaus lieber. Es war keine lästige Pflicht mehr, es gelang mir wieder, auch darin einen Schritt in Richtung Heilung zu sehen. Ich bereitete mich damit vor auf den großen Festtag, an dem ich das erste Mal wieder ins Bad kommen und im Spiegel eine gesunde Frau erkennen würde. Dass die Salbe weiß war und die Haut damit tatsächlich schon ein bisschen heller erschien, erleichterte diese Vorstellung ungemein. Die Strahlentherapie würde ihre Wirkung zeigen, davon war ich felsenfest überzeugt.

Ich machte mich wieder an die Arbeit. Und die war erst einmal ganz praktischer Natur. Meine Tochter hatte sich eine richtig schöne, große Weihnachtstanne gewünscht. Das wollte gut organisiert sein. Auf dem Weg von einem Christbaummarkt zum anderen erinnerte ich mich an die Zeit vor genau einem Jahr. An die große Bedrängnis, an unseren tapfer erkämpften Entschluss, das Fest trotzdem so weit wie möglich zu genießen. Es war, als würde ich neben mir selbst hergehen: einmal die Sibylle Urban von vor einem Jahr, daneben die von heute. »Siehst du«, sagte ich zu mir, »so schlecht schien die Aussicht damals und jetzt bist du immer noch hier. Jetzt kaufst du schon wieder einen Weihnachtsbaum! Also erzähl mir doch bitte nie wieder, dass es der letzte sein wird!« Ja, ich war stärker geworden. Ich konnte wieder Verantwortung übernehmen, für mich, für meine Heilung, und auch für meine Tochter.

Ausprobieren, deiner Intuition vertrauen, auf die innere Stimme hören ... »Wie kannst Du nur!«, riefen viele meiner Bekannten. »Und das bei einem so ernsten Thema!« – »Ja gerade da!«, hielt ich ihnen entgegen. Es ging schließlich um mich als Ganzes. Und der Mensch besteht nun einmal nicht nur aus Verstand. Also sollte er sich auch bei seiner Heilung nicht allein auf den Verstand verlassen. Eigentlich logisch, oder? Was habe ich zum Beispiel davon, einzusehen, dass ich eine bestimmte Therapie machen sollte, wenn ich die Kraft dazu einfach nicht aufbringe. Was bringt es mir, wenn mein Arzt von einer Besserung oder gar der Aussicht auf Heilung berichtet, und ich nicht daran glauben kann?

Ganz davon abgesehen, halte ich auch das menschliche Hirn bei aller Leistungsfähigkeit für einen ziemlichen Gaukler: Das, was uns als besonders rational erscheint, ist oft nichts weiter als eine (schlechte) Denkangewohnheit. Wir haben immer so gedacht, viele andere ebenso, deshalb erscheint es uns vernünftig. Dieser »Mechanismus« funktioniert nur leider auch mit dem gröbsten Unfug.

Ich kann nicht erkennen, weshalb reine Verstandesentscheidungen prinzipiell allen anderen überlegen sein sollen. Sicher, der Verstand gibt wichtige Hinweise, aber er allein bringt uns auch nicht immer weiter. Und erst recht, wenn man eigentlich zu wenig über die einzelnen Alternativen weiß – und wissen kann – wie bei der Krebstherapie, ist es ausgesprochen vernünftig, auch die Intuition zu nutzen.

»Aber wo käme man denn da hin!« Auch, wenn das selten als Frage formuliert wird, erlaube ich mir meistens, es trotzdem zu beantworten. Und zwar mit der Geschichte der Semmeringbahn, der ersten Gebirgsbahn der Welt. Mitten im 19. Jahrhundert erhielt der Ingenieur Carl Ghega diesen damals unglaublichen Auftrag. Reizvoll, das schon, aber nach menschlichem Ermessen doch beinahe unmöglich. Mit dem Messen fing es ja schon an! Ein Gebiet voller Schluchten, Kluften, steiler Felswände, Grate und Kuppen, Gräben und Abbruchkanten. Ghega hatte keine Erfahrung darin, ein solches vollkommen sicher zu vermessen. Niemand hatte die.

Insofern erinnert seine Lage sehr an die von heutigen Krebspatienten. Es gibt Erfahrungen, es gibt Hinweise, die Forschung fördert immer neue Erkenntnisse zutage, aber wirklich niemand kann das ganze Angebot von Therapien überblicken und sicher einschätzen.

Was also tun? Tatsächlich rational und ohne Scheuklappen betrachtet, hatte Ghega nur zwei Möglichkeiten. Die erste hieß:

133

aufgeben. Erklären, dass es nicht möglich sei, zu unübersichtlich das Ganze. Das hätte man durchaus nachvollziehen können. Andererseits: Hätten er und alle nach ihm so gedacht, würden wir heute noch durchs Flachland zuckeln und die Alpen bestenfalls per Postkutsche überqueren. Und auf mich als Krebspatientin übertragen würde eine solche Strategie bedeuten: mich damit abfinden, dass die Krankheit mich tötet. Diese Alternative schließe ich für mich persönlich aus. Ghega auch. Er hatte ja noch eine andere, genauso rationale Möglichkeit: Messen und Trassieren nach allen Regeln der Kunst und dort, wo er an die Grenzen seines Wissens stößt, auf sein Gefühl und seine Erfahrung bauen. Wahnsinn? Nein, ich finde nicht. Es gehört schon eine Menge Mut und Selbstbewusstsein dazu, aber irrational ist es bestimmt nicht.

Das einzig wirklich Wahnsinnige wäre das scheinbar Rationale gewesen: die gesicherten Vermessungstechniken und -erfahrungen aus dem Flachland mit irgendeiner fadenscheinigen Geistesakrobatik aufs Gebirge zu übertragen. Zu glauben, dass man ein Gebirge genauso trassieren kann wie eine Tiefebene. Mit ein paar kleinen Abweichungen, die man doch wohl irgendwie wird ausgleichen können. Und dann zu hoffen, dass es schon gut gehen wird, weil man sich ja immer brav an die sicheren Fakten gehalten hat.

Was Ghega gemacht hat? Er ist gewandert (sag ich doch, Bewegung, Bewegung ...). Er hat sich die Sache aus jeder nur denkbaren Perspektive mit eigenen Augen angeschaut. Ist auf die Gipfel geklettert und durch die Täler gelaufen. Zu jeder Tages- und Jahreszeit, wenn es nur irgendwie möglich war. Er hat beobachtet, welche Wege sich das Wasser sucht, wo das Geröll herunterkommt, wo welcher Baum wächst. Mit jedem Detail hat er sich vertraut gemacht. Bis er das Gelände in- und auswendig kannte. Natürlich hat er dann vermessen und berechnet, so gut er konnte. Aber die letzten Entscheidungen, die wurden glücklicherweise nicht am Reißbrett gefällt. Später, als die Semmeringbahn schon jahrelang ihre Runden drehte, schrieb Ghega selbst, dass viele seiner Urteile über die Machbarkeit von bestimmten Brücken und Streckenverläufen nur auf seiner Erfahrung und seinem Gefühl beruhten. Das Ergebnis hat ihm recht gegeben. 1854 war die Semmeringbahn vollendet – und sie fährt bis heute.

Auch in einer anderen Hinsicht ist Ghega ein großes Vorbild für mich. Er war ungeheuer mutig – aber niemals leichtfertig. Obwohl gerade zu seiner Zeit das elegante, filigrane Bauen mit neuen Eisenkonstruktionen sehr in Mode war, obwohl Kristallpaläste und Ähnliches in ganz Europa ihren Schöpfern größten Ruhm einbrachten, machte Ghega in diesem Punkt keinerlei Experimente. Nirgends auf der Semmeringstrecke wird man »luftige« Bauten finden, dafür Unmengen an Steinquadern, riesigen Fundamenten, Stützmauern, die von Stützmauern gestützt werden. Für einen heutigen Ingenieurskollegen muss der Sicherheitsaufwand schon beinahe grotesk anmuten. Für Ghega war es eine Möglichkeit, die Risiken in Schach zu halten. Insofern erinnert mich sein Vorgehen an meine Methode des kontrollierten Ausprobierens: dort, wo es unübersichtlich wird, lieber einmal zu oft die klassische Diagnose bemühen. Lieber alle Kontrollmöglichkeiten ausschöpfen, als im entscheidenden Moment abzustürzen.

Und jetzt wünsche ich Ihnen eine gute Hand bei der Suche nach Ärzten, Psychologen und alternativen Therapeuten, die Ihres Vertrauens würdig sind! Leider fallen solche Therapeuten nicht so sehr auf wie die schwarzen Schafe, aber es gibt genug von ihnen und ich bin sicher: Sie werden sie finden.

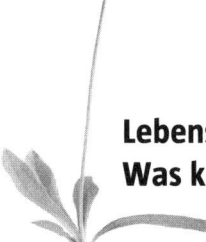

Lebenspartner: Was können sie leisten – was nicht?

Eine Krankheit wie Krebs ist für jede Beziehung eine enorme Herausforderung. In dieser Zeit steht die Beziehung des Kranken zu sich selbst auf dem Prüfstand, und ein großer Teil der Therapiearbeit besteht darin, diese Beziehung zu klären und zu verbessern. Viele Patienten, insbesondere Männer, haben das Gefühl, ihrem Körper und damit sich selbst nicht mehr trauen zu können. Zudem erleben sie Reaktionen an sich, in denen sie sich nicht wiedererkennen.

In dieser Ausnahmesituation haben beherrschte, zurückhaltende Menschen plötzlich unkontrollierbare Wutausbrüche, willensstarke Optimisten stürzen in Depressionen, verantwortungsvolle Eltern vernachlässigen ihre Kinder. Es gibt fast nichts, was ich bei Krebskranken nicht erlebt hätte.

Herr M. war es gewohnt, immer einen klaren Kopf zu haben. Große berufliche Herausforderungen meisterte er mit leichter Hand. Nach der Diagnose musste er immer häufiger erleben, dass er keinen geraden Satz mehr über die Lippen brachte. Vollkommen irritiert fragte er schließlich: »Bin das überhaupt noch ich?«

Die Diagnose Krebs stellt zunächst einmal alles infrage. Deshalb ist es nur allzu verständlich, dass der verunsicherte Patient nicht nur sein Selbstbild neu festigen muss, sondern damit zugleich die Beziehung zu seinem Partner.

Das wäre schon schwierig genug. Doch die Situation wird dadurch noch erheblich erschwert, dass die Krebsdiagnose ja auch dem anderen, dem Gesunden, den Boden unter den Füßen wegzieht. Auch er muss erst lernen, mit diesem Schock, dieser schlagartig veränderten Lebenssituation zurechtzukommen. Er hat rasende Angst um den Partner und wird durch diese Angst zugleich mit dem Thema konfrontiert, das wahrscheinlich das meistverdrängte ist: mit dem Tod. Möglicherweise unbewusst kreisen seine Empfindungen neben aller Sorge um den Partner auch um den eigenen Tod. Und wer hat schon Übung darin, sich mit diesem Tabu auseinanderzusetzen?

Da stehen sich also zwei Menschen gegenüber, die bis vor Kurzem eine (mehr oder weniger) intakte Beziehung geführt haben, sie stehen da mit weichen Knien, beobachten die seltsamsten Veränderungen an sich und am anderen – und wissen von heute auf morgen nicht mehr, wie sie miteinander umgehen sollen. Oft behandeln sie sich gegenseitig wie rohe Eier und vor lauter Angst, dem anderen zu schaden, berühren sie sich lieber überhaupt nicht.

Wolfgang und ich, wir empfinden es beide als das größte Lebensglück, dass wir einander kennen und lieben gelernt haben. Keiner von uns würde ernsthaft an unserer Liebe zweifeln. Wir kennen uns schon lange. Als uns die Diagnose überfiel, lebten wir gerade seit ein paar Monaten zusammen, wir waren dabei, uns ein gemeinsames Leben aufzubauen. Mitten in der Krise, an meinem Geburtstag, haben wir geheiratet. Von seiner Familie wurde ich sehr herzlich aufgenommen. Wir bekamen alle Unterstützung, die man sich nur wünschen kann. Und dennoch: Was haben wir für Kämpfe miteinander ausfechten müssen!

Die erste Zeit nach der Diagnose verbrachte ich im freien Fall. Ich war reizbar, kopflos, vollkommen verzweifelt. Und natürlich dachte ich in dieser Situation: »Immerhin, Wolfgang wird dich auffangen, er wird die Arme ausbreiten und du wirst darin landen und er wird dir helfen, zur Besinnung zu kommen, und ...« Ich setzte all meine Hoffnung in ihn. Und dann sah ich, während ich fiel, einmal kurz zur Seite und merkte: Er fällt ja genauso! Er trudelte neben mir her, hilflos, ohnmächtig, vollständig gelähmt

137

von der Angst, mich zu verlieren. Er konnte mir nicht helfen, er war ebenso hilfsbedürftig wie ich.

Obwohl ich Ähnliches bei vielen Paaren beobachtet hatte, konnte ich nicht verhindern, dass diese Erkenntnis in meiner eigenen Beziehung einen Teufelskreis in Gang setzte. Ich versuchte, Wolfgang zu schonen, und warf ihm insgeheim vor, dass er ausgerechnet jetzt der Schonung bedurfte. Ich begann, mich ihm zuliebe zu verstellen, ich gab mir große Mühe, eine Stärke und Zuversicht auszustrahlen, die ich nicht hatte. Das hieß: ein Leben in ständiger Anspannung.

So drifteten wir immer weiter auseinander. Wolfgang zog sich zurück, konzentrierte sich zeitweise ganz auf die medizinisch-technische Seite unseres Problems. Er recherchierte tage- und nächtelang nach den verschiedensten Heilmethoden. Natürlich tat er das nur für mich. Trotzdem behandelte ich ihn kalt und abweisend, wenn er dann doch mal hinter seinem Bildschirm hervorkam, wenn er zu mir kam, weil er irgendwo eine vielversprechende Therapie entdeckt hatte und mit mir darüber reden wollte. Ich wollte nicht reden. Ich wollte einfach in den Arm genommen werden, Wolfgangs Nähe spüren, mich seiner Liebe versichern. Aber woher sollte er das wissen?

Auch das ist eine geradezu klassische Situation in einer vom Krebs überschatteten Partnerschaft. Beide tun, was sie können, und bei beiden ist es gerade das Falsche. Mit bestem Willen und äußerster Anstrengung erreichen sie gerade das, was sie am wenigsten wollen: Sie treiben sich gegenseitig in die Isolation. Krebskranke fühlen sich oft unverstanden. Oft sind sie es auch. Was ihnen dabei nicht bewusst wird: Sie senden laufend unverständliche oder widersprüchliche Botschaften an ihre Partner.

Ich erwartete Nachsicht von Wolfgang – und sorgte gleichzeitig dafür, dass er mich nicht als jemanden wahrnehmen konnte, der auf Nachsicht angewiesen war. (Ich lehnte diese Rolle ja selbst noch ab.) Ich spielte die starke, gefasste Frau – und erwartete von Wolfgang, dass er mich tröstete wie ein hilfloses Kind. Ich gab mich rational und zuversichtlich – und immer, wenn Wolfgang ein vernünftiges Gespräch mit mir führen wollte, warf ich ihm Kaltherzigkeit vor und zog mich zurück.

Kurz: Ich sehnte mich nach Verständnis und verhielt mich unverständlich. Und wunderte mich, dass Wolfgang immer hilfloser wurde.

Es ist schon eindrucksvoll, zu erleben, wie diese Dynamik abläuft und wie spät man sie erkennt – selbst dann, wenn man sie hundertmal bei anderen gesehen hat. Wie oft habe ich Paare gerade davor gewarnt? Wie oft habe ich Krebspatienten erklärt, dass das hilflose Verhalten ihrer Partner ganz sicher kein Zeichen für mangelnde Liebe ist? Und wie blind bin ich in meiner eigenen Partnerschaft gewesen!

Was also kann ich noch raten? Offenheit, natürlich. Die eigenen Wünsche so klar wie möglich formulieren. Nicht enttäuscht sein, wenn der Partner sie trotzdem nicht gleich erfüllen kann. Mit einander reden, immer wieder. Aufmerksam zuhören. Zur eigenen Schwäche stehen. Geduld. Nachsicht. Vertrauen. Keine Frage, das alles ist notwendig. Und, besonders am Anfang, enorm schwierig.

Aus meiner jüngsten Erfahrung heraus rate ich vor allem eins: Scheuen Sie sich nicht, Hilfe von außen anzunehmen. Es hat einen guten Grund, dass man Krebspatienten und ihren Angehörigen in vielen Kliniken inzwischen ganz selbstverständlich psychologische Betreuung anbietet. Es ist keine Schande, wenn Sie sich nach der Diagnose vollkommen überfordert fühlen. Es ist eine natürliche Reaktion. Auch die zeitweilige Isolation der Partner ist natürlich. Tragisch wird die Sache dann, wenn Sie aus dieser Situation nicht mehr herausfinden. Selbst die besten Partnerschaften können unter einer solchen Belastung zusammenbrechen. Das sind diese Menschen, die irgendwann fassungslos vor ihrem Partner stehen und sagen: »Ich liebe dich noch immer, mehr als alles in der Welt, aber ich ertrage dich nicht länger.« Keiner von beiden will die Trennung ... und trotzdem haben beide das Gefühl, dass sie der einzige Weg ist.

Lassen Sie es nicht so weit kommen. Die oben beschriebene Dynamik ist stark, aber sie muss nicht unweigerlich bis zum Ende ablaufen. Es liegt an Ihnen, die Bremse zu ziehen. Wie Sie das tun, ist zweitrangig, die Hauptsache ist, dass Sie es tun. Und zwar, sobald Sie erkannt haben, worauf Sie da zusteuern.

In unserem Fall war das spät genug, aber noch rechtzeitig. Mittlerweile bespreche ich meine Ängste und Sorgen überwiegend mit professionellen Helfern. Ich hatte das Glück, auf Menschen zu treffen, die mich verstehen, mich trösten und mich gleichzeitig daran erinnern, welche Kräfte ich in mir selbst mobilisieren kann und muss. Dafür bin ich dankbar.

Das bedeutet nicht, dass ich Wolfgang etwas verschweige. Ich habe einfach nur gelernt, wann ich ihn wie stark belasten darf. Wir verheddern uns nicht mehr in den immer gleichen, sinnlosen und verletzenden Diskussionen. Ich signalisiere ihm, wenn ich Hilfe brauche, und ich kann sie inzwischen immer besser annehmen. Er gibt mir jede Hilfe, die er geben kann. Ich sehe jetzt, wie viel das ist und dass es immer mehr wird, seit ich aufgehört habe, ihn mit unrealistischen Erwartungen zu überfordern. Seit er merkt, dass seine Bemühungen nicht mehr ins Leere laufen, wächst in ihm die Stärke, die ich in der ersten Zeit vergeblich gesucht habe.

Von vielen Krebspatienten habe ich den Satz gehört: »Er/sie muss doch wissen, wie ich mich fühle, was ich brauche ...« Jedes Mal habe ich gefragt: »Woher?« Wie soll sich irgendein Partner – und sei er noch so einfühlsam – in diesem Gefühlschaos zurechtfinden? »Wer mich liebt, der versteht mich auch ohne Worte!« – Das ist ein Irrglaube, der schon viele Beziehungen zerstört hat. Es wird Zeit, ihn exklusiv und endgültig den Regisseuren von Hollywood zu überlassen. Ich weiß, wie schwer es ist, ständig Erklärungen geben zu müssen, wenn man kaum noch Kraft hat. Dinge wiederholen zu müssen, die man persönlich ganz selbstverständlich findet. Um Rücksicht zu bitten, wo es einem offensichtlich erscheint, dass man sie braucht.

Notwendig ist es trotzdem. Gerade dadurch zeichnet sich die Liebe im echten Leben aus: dass man auch in den größten Krisen noch um Worte ringt, die den anderen erreichen; dass man nicht nachlässt in dem Versuch, sich einander verständlich zu machen; dass man auch dann nicht aufgibt, wenn es wie hilfloses Gestammel klingt; und dass man gerade nicht in stummen Vorwürfen verharrt und darauf wartet, dass der andere endlich begreift, was vielleicht gar nicht zu begreifen ist. Seit ich das beherzige, geht es mit Wolfgang und mir bergauf. Der Wunsch, mich ihm verständlich zu machen, hilft mir inzwischen sogar, meine eigenen Gefühle und Reaktionen besser zu durchschauen. Ich bin dem Chaos nicht mehr hilflos ausgeliefert, ich fange an, es zu ordnen.

Unsere Situation ist noch immer schwierig genug: Wir haben nach all den nutzlosen Therapien erhebliche Schulden, meine Tochter macht mir Sorgen, Wolfgangs Exfrau legt ihm eifrig Steine in den Weg, das alles erhöht den Druck auf uns beide zusätzlich. Aber wir wissen, dass wir ihm nur gemeinsam standhalten können. Es wäre schlicht verantwortungslos, wenn wir jetzt auch noch gegeneinander arbeiten würden.

In den vergangenen Monaten habe ich viel über Wolfgang und mich gelernt. Nach und nach ist mir klar geworden, was unsere Partnerschaft stabilisiert und wo die Gefahren lauern.

Wolfgang hat an mir immer die Stärke geschätzt. Er kennt mich als überaus aktive, lebensmutige Frau. Als jemanden, der mit beiden Beinen in der Welt steht. Das stellt uns jetzt, wo ich manchmal selbst zum Laufen zu schwach bin und er mich vom Auto in die Praxis tragen muss, natürlich vor ganz eigene Herausforderungen. Aber gerade deshalb ist es wichtig, sich diese Dinge vor Augen zu führen. Nur so konnte ich seine Fassungslosigkeit verstehen und lernen, in ihr keinen Vorwurf zu sehen. Nur so konnte ich verstehen, weshalb er sich anfangs dermaßen einigelte.

Mittlerweile sehe ich es als Ansporn: Da war doch mal eine Stärke in mir, die mein Partner liebte, die ich selbst an mir liebte ...

141

Ich suche sie jetzt sehr bewusst und werde immer noch fündig. Wolfgang ist deutlich älter als ich. Die Vermutung, dass ich in ihm einen Vater gesucht habe, liegt nahe. Tatsächlich sehne ich mich nach Schutz und Geborgenheit. Gleichzeitig schätze ich Wolfgangs Rationalität und will mich als erwachsene Persönlichkeit auf Augenhöhe mit ihm austauschen. Diese Ambivalenz ist an sich nichts Schlimmes. Menschen sind nun einmal zutiefst widersprüchliche Wesen. Oft macht gerade das den Reiz ihrer Beziehungen aus. Aber man sollte es sich ab und zu bewusst machen. Dann ist man auch nicht enttäuscht, wenn der Partner gerade nur einen der beiden gegensätzlichen Wünsche erfüllen kann.

Das sind zwei Beispiele von vielen. Jede Partnerschaft ist ein Geflecht aus tausend kleinen Beziehungen dieser Art. Da kann einer stark und schwach zugleich sein, da kann einer den anderen für seine Entschiedenheit schätzen und gleichzeitig für seine Nachgiebigkeit, da können sich im Idealfall zwei Persönlichkeiten in ihrer ganzen Komplexität verwirklichen und einander ergänzen. Viele Muster wiederholen sich, manche sind erstaunlich individuell. Es ist sehr spannend und hilfreich, ihnen auf die Schliche zu kommen.

Eine der größten Fallen für Beziehungen von Krebspatienten habe ich schon angedeutet: Bevormundung. Vieles, was immer selbstverständlich war, können wir von heute auf morgen nicht mehr. Treppensteigen, eine Dose öffnen, wir scheitern plötzlich an den banalsten Dingen, wirken vollkommen hilflos. Wir selbst reagieren darauf je nach Temperament mit Wut oder Scham, meistens mit einer explosiven Mischung aus beidem. Mitunter versuchen wir noch, unsere Hilflosigkeit zu vertuschen, aber lange kann das natürlich nicht gut gehen und sinnvoll ist es sowieso nicht. Und dann steht da neben uns ein Partner, der uns wahrscheinlich noch nie in einer solchen Verfassung erlebt hat. Natürlich nimmt er uns die Dose aus der Hand, sagt Dinge wie: »Mach Dir nichts draus« oder »Gib schon her«. Er hat die besten Absichten, er will uns helfen, uns trösten. Wir dagegen sehen nur, wie uns nach und nach auch noch das letzte bisschen Selbstständigkeit entgleitet, und fahren die Krallen aus. Dann wird der Partner also erst einmal angegriffen und fertig ist ein handfester Konflikt. Wegen einer Dose.

Wiederholt man dieses Spiel bei jeder Gelegenheit – und es bieten sich leider viele –, werden die Verletzungen irgendwann so groß sein und die eigentliche Ursache des Konflikts so überlagert, dass nichts mehr geht. Denn Partnerschaftsprobleme erinnern in dieser Hinsicht an Schneebälle: Man kann schon mal einen werfen, nur muss man ihn rechtzeitig aufhalten. Tut man es nicht, kommt er als Lawine ins Tal.

Die Partner von Krebskranken sehen zuerst, dass ein geliebter Mensch an zahllosen alltäglichen Aufgaben scheitert. Das ist das Augenfälligste. Sie schließen unbewusst daraus, er könne fast gar nichts mehr. Zudem sind sie als fürsorgliche, aufmerksame Partner immer bemüht, schneller zu sein. Es nicht so weit kommen zu lassen, dass der geliebte Mensch mit der Nase auf sein Scheitern gestoßen wird. Sie wollen ihn schonen. Was sie dabei meist übersehen: dass ihr Partner selbst am deutlichsten weiß, wie es um ihn steht. Er macht vielleicht ihnen noch etwas vor, versucht stark zu sein, aber um zu merken, was er alles nicht kann, bedarf er gar keines Beweises mehr. Es ist fast gleichgültig, ob er noch einmal merkt, dass ihm etwas misslingt. Aber nur fast. Denn wenn man ihn machen lässt, kann er sich zumindest sagen: Ich habe es versucht. Und das wiegt oft mehr als das Ergebnis. Schont man ihn dagegen bei jeder Gelegenheit, dann nimmt man ihm auch diese Möglichkeit noch.

Was Verteilung der alltagspraktischen Fähigkeiten angeht, ähnelt die Beziehung zwischen einem Schwerstkranken und seinem Partner plötzlich einer Eltern-Kind-Beziehung. Wie schnell die Frustration ein Kind überwältigt, dem alles aus der Hand genommen wird, ist bekannt. Wir erinnern uns wahrscheinlich alle an diese ohnmächtige Wut, die uns manchmal überkam, wenn

143

unsere Eltern Dinge für uns regelten, die wir uns selbst längst zutrauten. Und wer andererseits selbst Mutter oder Vater ist, der weiß, wie quälend es sein kann, dem eigenen Kind beim wiederholten Scheitern zuzusehen. Soll man nun eingreifen? Noch einen Versuch zulassen? Etwa riskieren, dass das Kind sich verletzt? Solche Fragen haben schon manchen Eltern schlaflose Nächte bereitet.

Es ist hilfreich, sich dieses Ungleichgewicht nach der Diagnose vor Augen zu führen. Das bewahrt einen davor, zu schnell eine Äußerung oder Handlung des Partners als »unmöglich« zu verurteilen.

Aber es ist wichtig, sich bei aller Ähnlichkeit auch die Unterschiede zu einer Eltern-Kind-Beziehung vor Augen zu führen: Zwischen dem Krebspatienten und seinem Partner gibt es, normalerweise, kein so enormes Gefälle in Macht und Lebenserfahrung. Beide sollten wissen, was sie tun. Jedenfalls müssen sie die Verantwortung für ihr Handeln ganz allein übernehmen. Wenn ich zum dritten Mal den Dosenöffner in die Hand nehme, ist es ja kein blindes, wütendes Ausprobieren. Ich möchte vielleicht einfach üben, möchte mich gezielt verausgaben, sehen, was ich doch noch schaffe. Natürlich werde ich ihn weglegen, wenn ich merke, dass er abzurutschen droht.

Und, wahrscheinlich der wichtigste Unterschied: Wir als Erwachsene können darüber reden. Das ist gleichermaßen ein Glück wie eine Verpflichtung. Jeder Mensch hat andere Empfindlichkeiten, einen anderen Stolz. Das muss man gemeinsam herausfinden – und eben auch aussprechen.

Es ist nicht leicht, als erwachsener Mensch zu sagen: »Eine Dose kann ich nicht öffnen, dagegen das mit dem Fenstergriff, das kriege ich schon noch hin.« Aber es ist eine Frage der Fairness. Und es hat etwas sehr Befreiendes, wenn man es schafft.

»Gib doch mal her!« – Gut gemeint, bestimmt. Beleidigend? Vielleicht. Man kann da keine allgemeingültigen Empfehlungen aussprechen, es hängt von tausend individuellen Faktoren ab. Von der Art der Aufgabe und dem Stellenwert, den sie für den Kranken hat. Davon, wie der Partner es ausspricht, etwa ob selbstverständlich oder mit heimlichem Triumph usw. ... Was für Außenstehende vollkommen identisch klingt, kann für den einen Patienten eine echte Hilfe bedeuten und für einen anderen den Gipfel der Bevormundung. Noch schwieriger wird das Ganze, weil die Kraft bei Krebskranken schnell ausgehen und die Stimmung umschlagen kann. Möglicherweise muss die Grenze zwischen wirksamer Hilfe und demütigender Bevormundung fünf Mal am Tag neu abgesteckt werden. Das kann nur gelingen, wenn beide Partner gut aufeinander achten.

Menschen wirklich zu helfen, das ist eine ganz eigene Kunst, die neben vielem anderen eine große Beobachtungsgabe erfordert. Glücklicherweise kann man auch Achtsamkeit üben. Wer das schafft, der profitiert davon nicht nur in der Beziehung, sondern ebenso in allen anderen Lebensbereichen.

Und an seinem kranken Partner wird ihm etwas auffallen, was er sonst möglicherweise übersehen hätte: dass er eine ganz eigene Stärke entwickelt, wenn man ihm den nötigen Freiraum lässt. In gewisser Hinsicht kann dieser Kranke sogar mehr als vor der Diagnose. Er hat – vielleicht zum ersten Mal – einen Anlass, wirklich über sein Leben nachzudenken. Und das bleibt nicht ohne Wirkung.

Ich kenne etliche Beziehungen, in denen die Kranken nach kurzer Zeit stärker waren als ihre Partner. Ein Ehemann gestand mir unter Tränen: »All die Jahre habe ich nicht einmal geahnt, was in meiner Frau steckt.« Tatsächlich hatte es immer so ausgesehen, als wäre er ihr an Entschluss- und Willenskraft weit überlegen. In diesem Glauben hatte er die meisten wichtigen Entscheidungen allein getroffen. Sie dagegen galt allgemein als verzagt – und sah sich wohl auch selbst so. Dann plötzlich, als die Herausforderung so groß war, dass viele andere unter ihr zusammengebrochen wären, nahm gerade diese Frau sie in aller Gelassenheit an. Und meisterte sie souverän.

Wenn ich gefragt werde, wie man das denn nun am besten anstellt mit der Hilfe, sage ich daher: Seien Sie behutsam und vor allem aufmerksam. Fragen Sie im Zweifelsfall lieber noch einmal nach, ob Ihre Hilfe wirklich gebraucht und erwünscht ist. Achten Sie darauf, dass Ihrem Partner so viel Selbstständigkeit wie möglich erhalten bleibt. Helfen Sie ihm, wo Sie können. Lassen Sie ihn dort in Ruhe, wo Sie es nicht können. Auch das ist eine große Hilfe. Und machen Sie sich auf Überraschungen gefasst.

Es kommt, gerade in der Phase direkt nach der Diagnose, sehr häufig vor, dass die Partner zwar helfen wollen, es aber nicht können. Nicht etwa, weil ihre Hilfe abgelehnt würde oder sie nicht wüssten, was zu tun wäre. Möglicherweise sehnt sich der Kranke nach jeder Hilfe, und käme sie noch so unbeholfen daher. Auch der Partner weiß genau, was er eigentlich zu tun hätte, er schafft es nur nicht. Er ist schlicht und einfach überfordert. Hilflosigkeit wohin man schaut. Und dann? Kommt es immer noch darauf an, ob man sich hinter seiner Hilflosigkeit versteckt oder etwas dagegen tut. Ehrlich gesagt: Ich habe größtes Verständnis für Angehörige, denen das Leiden des anderen an die Nieren geht – fassungslos dagegen stehe ich vor solchen, die über lange Zeit vor Selbstmitleid vergehen und sich dafür regelmäßig von ihren Freunden trösten oder bedauern lassen, während der Partner in der Klinik vergeblich auf sie wartet.

Es gibt tatsächlich, wenn auch selten, Menschen, die ihrem Partner durchaus nicht helfen können. Sei es, weil sie selbst von Haus aus viel zu labil sind, sei es, weil sie sich plötzlich mit übermächtigen Schuldgefühlen herumquälen oder weil sie durch den Tod eines anderen Angehörigen bereits traumatisiert sind und alles verdrängen, was sie mit diesem Thema erneut konfrontieren würde. Aber selbst diese Menschen, die nicht in der Lage sind, direkt zu helfen, können und müssen erkennen, dass ihr Partner Hilfe braucht. Ihre dringende Aufgabe ist es dann eben, ihm diese Hilfe zu beschaffen. Den Freundeskreis durchtelefonieren, Selbsthilfegruppen suchen, einen guten Psychologen finden, es gibt genug zu tun. Und der andere kann dadurch erkennen: Auch wenn mein Partner hilflos ist – ich bin ihm nicht gleichgültig. So ist schon mal eines der schlimmsten und verletzendsten Missverständnisse ausgeschlossen.

Ohnehin halten sich die meisten für viel hilfloser als sie eigentlich sind. Der Krebs bricht ja über uns herein ohne jede Vorwarnung, wir sind völlig benommen und gleichzeitig sollen wir tausend Fragen auf einmal bedenken – kein Wunder, dass uns erst einmal der Kopf schwirrt.

Man muss einander auch Zeit zum Wachsen geben. Und das gilt für den gesunden und den kranken Partner gleichermaßen. Wie enttäuscht war ich am Anfang über Wolfgangs Hilflosigkeit! Und wie dankbar ein halbes Jahr später für seine Hilfe! Injektionen zu Weihnachten – das war so ein Wendepunkt, an dem ich endlich wieder Wolfgangs ganze Liebe und auch seine Stärke spürte. Es war 2011 und es stand ausgesprochen schlecht um mich. Wir waren in großer Sorge, dass es mein letztes Fest sein könnte. Im Großen und Ganzen vertrug ich die Chemotherapie gut, aber ich litt unter Knochenschmerzen. Wolfgang musste mir Spritzen setzen, von denen wir beide wussten, dass sie diese Schmerzen noch verstärken würden. Ganz abgesehen von der an sich schon unangenehmen Prozedur des Spritzens in einen längst völlig zerstochenen Körper. Doch es war unumgänglich. Dabei konnte ich mir gut vorstellen, wie viel Überwindung es ihn kostete. Ich gebe zu, es ist nicht das, was einem zu dem Wort »Liebesbeweis« als Erstes einfällt, und dennoch fühlte ich damals gerade in diesen Momenten: Wir schaffen das, wir beide. Wolfgang machte es außerordentlich behutsam – und gleichzeitig sicher. Er konnte nicht verhindern, dass ich Schmerzen hatte. Aber das, was er tun konnte, tat er mit all seiner Liebe. Er trug ganz wesentlich dazu bei, dass ich zum ersten Mal seit der Diagnose seelisch ausgeglichen war.

Und dafür bin ich ihm heute noch dankbar. Wolfgang ist täglich an den Herausforderungen gewachsen. Seit ich gelernt habe, ihm den Raum und die Möglichkeit dazu zu geben, anstatt ihn mit Vorwürfen zu überschütten.

In all diesen Ratschlägen bisher bin ich von Beziehungen ausgegangen, die vor der Diagnose im Großen und Ganzen harmonisch waren. Natürlich ist das keine Selbstverständlichkeit. Es ist ein außerordentliches Glück. Eines, das zu erhalten jede Mühe wert ist. Selbst für solche Beziehungen ist der Krebs eine enorme Zerreißprobe, aber man weiß wenigstens: Es lohnt sich, dafür zu kämpfen!

Unter solchen Bedingungen ist es schwer genug, trotzdem will ich nicht verschweigen, dass es auch ganz andere gibt. Als Heilbegleiterin habe ich Ehemänner erlebt, die für Monate mit einem Wohnwagen auf den Parkplatz der Klinik gezogen sind, nur um bei ihrer Partnerin sein zu können. Ich habe Frauen gesehen, die über Jahre so sehr mit ihrem Partner gebangt, gelitten und gehofft haben, als ginge es um ihr eigenes Leben. Jedoch auch, selbst wenn es kaum zu fassen ist: Menschen, die heimlich oder sogar offen über ihren kranken Partner triumphierten. »Jetzt hat es ihn auch mal erwischt, jetzt ist es wohl erstmal vorbei mit dem stolzen Getue!« – Das war so ein Satz, der mir sehr lange nachgegangen ist. Zu sehen, wie diese beiden Menschen miteinander umgingen, war selbst für mich als Psychologin kaum zu ertragen. Dabei wirkten sie durchaus sympathisch, jeder für sich. Was in ihrer Ehe alles schiefgelaufen war, wusste ich nicht, ich hatte die beiden erst nach der Diagnose kennengelernt. Aber dass es eine Menge sein musste, lag auf der Hand. Was konnte ich raten? Darf man einem Menschen, dem ohnehin gerade sein ganzes gewohntes Leben wegbricht, nahelegen, dass ihm auch seine Partnerschaft nicht guttut? Konnte ich so eine Verantwortung auf mich nehmen? Und wusste ich denn mit Sicherheit, dass eine Trennung die bessere Lösung wäre? Ich gebe zu, ich war am Anfang ziemlich ratlos. Hinzu kam, dass die beiden jedes Gespür verloren hatten für den Schaden, den sie in ihrer Ehe nahmen und anrichteten.

148

Ein »gelegentliches Kriseln« räumten sie wohl ein, von strukturellen Problemen wollten sie nichts wissen. Subjektiv empfanden sie ihr Verhältnis keineswegs als besonders belastet. Bei jeder noch so geringen Andeutung verwiesen sie sogar mit einem gewissen Stolz auf die Stabilität ihrer Beziehung. Dabei setzten sie Stabilität einfach mit Dauer gleich. Auch der oben zitierte Satz wurde gar nicht mal als besonders bösartig empfunden. Man pflege halt einen etwas ruppigen, doch durchaus herzlichen Ton, hieß es. Der könne nur eben auf Außenstehende manchmal ein bisschen irritierend wirken. Und ich als Psychologin neige bestimmt dazu, alles auf die Goldwaage zu legen. Verzeihlich vielleicht, da »Berufskrankheit«, jedoch in ihrem speziellen Falle vollkommen unangemessen. Ende der Diskussion.

Auch das ist nicht atypisch. Partnerschaften dieser Art bauen meist auf einer ganzen Serie von Lebenslügen auf, die man sich über Jahre hinweg gegenseitig bestätigt. Jede Lüge erfordert eine neue, noch ausgefeiltere. So entsteht eine ganze Geschichte.

Übrigens konstruieren sich alle Paare »ihre« persönliche Geschichte: Sie erinnern einander an schöne Momente, sehen über andere gemeinsam hinweg, finden stärkende Rituale etc. Damit definieren sie ihre Beziehung, zeigen sich und der Umwelt: Das ist unsere Partnerschaft, und die ist einmalig. Problematisch wird es nur dann, wenn diese Geschichte überwiegend auf Lügen beruht. (Dass hier und da ein bisschen geflunkert und geschönt wird, ist normal, menschlich und sogar hilfreich.) Selbst wenn in diesem Fall einem der Partner plötzlich leise Zweifel kommen sollten, ahnt er: Er hat nur diese eine Geschichte, sie macht ihn aus. Er ist auf sie angewiesen. Und damit auf den Partner, der sie bestätigt. Man tauscht also weiterhin nicht Liebesbeweise aus, sondern Bestätigungen für die eigenen Lügen. Die aber erstaunlicherweise eine ganz ähnliche Funktion übernehmen. Da kann die gesamte Verwandt- und Bekanntschaft kopfschüttelnd um dieses Paar herumstehen, und die beiden selbst sehen auch das nur als Zeichen, dass eben nur sie zwei einander »wirklich verstehen«. Es schweißt sie noch enger zusammen. Bloß die Frustration, die frisst jeder allein in sich hinein.

Erklärlich ist das alles, aber wie könnte unter diesen Umständen Persönlichkeitsarbeit und Heilung gelingen? Andererseits: Sollte ich jetzt, ausgerechnet in diesem heiklen Moment, diejenige sein, die sie all ihrer Lügen »beraubte«? Was würde danach übrig bleiben von ihrem Leben? Ihre Vergangenheit war offensichtlich das Gegenteil dessen gewesen, was sie selbst darin sahen. Und angesichts der Diagnose war zumindest für einen der beiden sehr fraglich, ob es überhaupt eine Zukunft geben würde.

Ich ging es also behutsam an. Hie und da, bei den schlimmsten Entgleisungen, bat ich um Rücksicht für den Partner. Und weil eine wertschätzende Kommunikation anscheinend nicht mehr möglich war, bald einfach nur noch um Schweigen im richtigen Moment. Selbst das fiel beiden unendlich schwer.

Angesichts dieser Ausgangslage wunderte es mich kaum, dass die Heilung keinen Schritt vorankam. Beinahe sah es so aus, als lehnten sie jede Heilung unterbewusst ab. Schließlich war der Tod die einzige Möglichkeit, dieser fatalen Beziehung zu entkommen, ohne sich ihr Scheitern eingestehen zu müssen.

Ich begleitete die beiden nur drei Monate lang, dann wandten sie sich ab, erklärtermaßen enttäuscht von meinem Versagen. Auch wenn ich es ihnen nicht übel nahm – sie hatten mich ja tatsächlich an den Rand meiner Möglichkeiten gebracht –, verlor ich sie vollkommen aus den Augen. Allerdings nicht aus dem Sinn. Ein solches Paar vergisst man nicht so schnell. Lange überlegte ich, was ich besser hätte machen können. Ich war ja fast froh, dass sie mir die Entscheidung abgenommen hatten, dass ich mir nicht mehr den Kopf zerbrechen musste, wie sehr ich mich mit meinem Rat aus dem Fenster lehnen durfte. Und das ist keine sehr erfreuliche Bilanz für eine Heilbegleiterin.

Nach fünf weiteren Monaten stand die Frau vor meiner Tür. Sie habe sich getrennt, endlich. Und danken wolle sie mir, dass ich sie, als Erste überhaupt, aufmerksam gemacht habe auf die Schwierigkeiten in ihrer Beziehung. Wenn auch – der Tadel war nicht zu überhören – reichlich zögerlich. Warum ich ihr das alles denn nicht gleich und unverblümt gesagt hätte, ich als Psychologin …

Ich wusste von ihnen selbst, dass alle, die das Paar kannten, sich seit Jahren den Mund fusselig geredet hatten. Insofern schrieb ich mir die Entdeckung ihrer Probleme nicht auf meine Fahnen. Aber ich freute mich für sie, dass es so gekommen war. Als die Dame sich verabschiedet hatte, rief ich ihren Mann an, um auch seine Sicht der Dinge zu hören. Schon an der Stimme merkte ich: Es ging ihm deutlich besser. Er war inzwischen regelrecht aufgeblüht und erkannte das auch selbst. Das Ende der Ehe war in jeder Hinsicht eine Befreiung, für beide.

Auch dieses Paar hat den Krebs überstanden, die Trennung spielte dabei eine positive Rolle. Acht Jahre später verblüfften sie mich erneut. Ich traf sie zufällig in einem Café. Zusammen. Wahrscheinlich konnte ich meine Fassungslosigkeit nur unzureichend verbergen. Sie winkten mich zu sich und lächelten. Nein, es gehe nicht darum, die Beziehung wieder aufleben zu lassen. Beide waren noch immer überzeugt, dass die Scheidung der beste Entschluss ihres Lebens war. Ich widersprach nicht. Beide lebten inzwischen in anderen, wahrscheinlich besseren Partnerschaften. Aber, so erklärten sie mir, man habe eben mehr als zehn Jahre miteinander verbracht. Und da sie nun beide in psychotherapeutischer Behandlung seien, also, ja, jedenfalls … (eine kurze Verlegenheit machte sich breit) … es sei jetzt an der Zeit, herauszufinden, was genau damals eigentlich so katastrophal und konsequent schiefgelaufen sei. Vor allem, um sich selbst und die jeweiligen neuen Partner zu schützen. Das klang mir nun schon fast verdächtig vernünftig, aber ich konnte natürlich nur gratulieren und ihnen alles Gute wünschen.

Ich bin weit davon entfernt, jemandem vorschnell zur Trennung zu raten. Trotzdem wollte ich Ihnen dieses Paar nicht vorenthalten. Die beiden haben mir eindrucksvoll bewiesen, dass man »Stabilität« auch herstellen kann, indem man sich fest ineinander verbeißt. Und dass es in so einem Fall überlebenswichtig sein kann, die Kiefer wieder zu lockern. Ob tatsächlich eine endgültige Trennung die einzige Lösung ist, so wie hier, das steht noch einmal auf einem ganz anderen Blatt. Es ist schon ein großer Schritt, wenn man die Zähne wieder auseinander kriegt und miteinander redet. Alles Weitere muss sich aus den dann folgenden Gesprächen ergeben.

Leider beharren viele Menschen auf Beziehungen, von denen sie schon selbst ahnen, wie schädlich sie sind. Die Angst, verlassen zu werden, ist manchmal einfach übermächtig. Sie kann sogar das Wissen verdrängen, dass eine Trennung unausweichlich ist. Ich habe Menschen kennengelernt, die ihrerseits drauf und dran waren, einen Schlussstrich zu ziehen, und dennoch panische Angst hatten, ihr Partner könne es tun. Sie hegten und pflegten eine Beziehung weiter, und parallel dazu überlegten sie, wie sie sich am besten beenden ließe. Man staunt, wie viel Platz für Widersprüche in unseren Köpfen ist.

Verlassen zu werden, ist immer ein Schlag ins Gesicht. Eine Beziehung zu beenden, bedeutet oft, gerade das aufzugeben, was man für das Sicherste überhaupt hielt. Illusionen zerbrechen, Fehler lassen sich nicht mehr kleinreden, man muss reinen Tisch machen. Nicht nur mit dem Partner, auch mit sich selbst. Schon für Gesunde ist das häufig ungeheuer schmerzhaft. Betroffene sagen in solchen Fällen, es gehe ihnen »an die Substanz«. Da kann man sich vorstellen, wie kompliziert es erst ist, wenn diese Substanz ohnehin gerade von einer Krebserkrankung bedroht wird. Die Patienten sind in ihrem Selbstwert zutiefst erschüttert, ist es da nicht allzu verständlich, wenn sie sich auch an zerrütteten Beziehungen festklammern?

Meine undankbare Aufgabe war es in solchen Fällen, den Schaden zu begrenzen, mit welcher Methode und Aussicht auch immer. Nicht zuzulassen, dass die Patienten ihre letzten Kräfte auf einen sinnlosen, zermürbenden Beziehungskampf verschwendeten. Sie wurden anderswo gebraucht.

Eine Patientin wandte sich zwei Tage nach der Diagnose an mich und erklärte ohne Umschweife: »Ich habe Krebs, schuld daran ist mein Mann, eine Trennung kommt trotzdem nicht infrage, ich bin nämlich emotional an ihn gefesselt ...« So ging es eine ganze Weile weiter, ohne jede Atempause, bis zu der Aufforderung an mich, die in etwa lautete: »Machen Sie mich also gesund!«

Was ich bei jedem zweiten Satz heraushörte: Sie würde meine Hilfe akzeptieren, unter der Bedingung, dass ich mich mit ihr gegen ihren Mann verbündete. Das war mir zu einfach. Und gleichzeitig zu tragisch. So abstrus ihre Erklärungen auch anmuteten, aus allen sprach vor allem eins: die Angst vorm Alleinsein. Und das meinte in dem Fall nicht nur das Fehlen des Partners, sondern mindestens ebenso sehr das Alleinsein mit sich selbst. Verglichen damit war es bei allen Schwierigkeiten doch immer noch einfacher, die Partnerschaft zu einer schicksalhaften Schuldgemeinschaft zu erklären und aufrechtzuerhalten. Und damit das Bild von sich selbst als langmütig erduldendes Opfer der Umstände. Das allerdings ist so ziemlich die gefährlichste Rolle, in die ein Krebskranker hineingeraten kann. Sie zementiert den Zustand so wie er ist und liefert gleichzeitig eine plausible Erklärung, weshalb alle Anstrengungen von vornherein sinnlos sein müssen. Nicht nur die Vergangenheit ist damit für jede ehrliche Analyse verloren, sondern die Zukunft gleich mit. Auch die Rolle, die sie mir zuschreiben wollte, zeigte ganz klar: Sie wusste nicht, was Selbstständigkeit bedeutet. Sie war es nicht gewohnt, für sich selbst geradezustehen. Immer musste es jemanden geben, der die Verantwortung für sie übernahm. Ich riet ihr dringend zu einer Psychotherapie.

Natürlich sind das Extremfälle. Dennoch zeigen sie Muster auf, die niemandem ganz fremd sind. Ihre Gefährlichkeit hängt einzig und allein vom Grad ihrer Ausprägung ab. Ich kann Ihnen deshalb nur raten, aufmerksam mit sich und Ihrem Partner umzugehen und es nicht auf die leichte Schulter zu nehmen, wenn Sie sich in einem der geschilderten Fälle wiedererkannt haben. Und bitte versuchen Sie nicht zu lange, Ihren Problemen auf eigene Faust beizukommen, dafür sind die Muster zu gründlich eingeschliffen. Es hat schon einen Sinn, dass es professionelle Unterstützung gibt. Auch wenn Sie die annehmen, bleibt immer noch genug für Sie zu tun. Es wird dann nur eben leichter. Manchmal überhaupt erst möglich.

Wie dankbar war ich angesichts der oben geschilderten Beispiele, dass es auch ganz andere Patienten und Beziehungen gab. Herr M. und seine Frau sind ein solches Paar. Und das, obwohl die beiden neben allen seelischen Qualen, die sie durchgestanden haben, auch noch mit einem bleibenden körperlichen Handicap leben müssen. Herrn M. fehlt ein Arm. Und mit dem anderen umarmt er seine Frau umso häufiger. Ja, in diesem Fall kann man wirklich davon sprechen, dass die Beziehung durch den Krebs sogar noch gefestigt wurde. Kein Wunder, die beiden haben unermüdlich an sich gearbeitet. Sie jedenfalls wird so leicht nichts mehr auseinanderbringen. Sogar die möglicherweise heikelste Herausforderung haben sie mit viel Vertrauen und Zuversicht angenommen: die Sexualität.

– Verzeihung, was ist mir da denn unterlaufen? Sexualität und Krankheit, ein Tabu hoch zwei! Egal, jetzt steht es einmal da, jetzt packen wir's auch an. Mich in einer Zeit, in der mein Leben derart gefährdet ist, ausgerechnet um einen der schönsten und erfüllendsten Bereiche dieses Lebens zu betrügen, das bringe ich einfach nicht fertig. Ganz zu schweigen vom gesundheitlichen Aspekt: Yoga, Meditation etc. sind ja eine feine Sache, aber warum verzichten, wenn ich eine wahrscheinlich sogar noch intensivere Entspannung in den Armen meines Partners erleben kann?

Um es gleich vorwegzunehmen: Es geht. Fast immer. Sollten Sie Bedenken haben, fragen Sie bitte Ihren Arzt. Das ist viel einfacher, als die meisten vermuten, denn: Ärzte kann man nicht schockieren. Sie kennen den menschlichen Körper in allen Aus-

prägungen und Lebenslagen. Fragen Sie also ohne Scheu drauf-
los, bis Sie eine Antwort haben, die Ihnen weiterhilft. Die meisten Ärzte sind sogar dankbar, wenn die Patienten scham- oder
angstbesetzte Themen von sich aus ansprechen. Das nimmt ihnen
die heikle Aufgabe ab, die individuellen Grenzen ihrer Patienten
erraten zu müssen. Was der eine als hilfreiche Aufmunterung
empfindet, kann für den anderen schon verletzend sein. Und dabei weiß jeder Arzt, dass Fragen zur Sexualität doch sowieso in
jedem Patientenkopf schlummern.

Jeder, der eine Chemotherapie oder Ähnliches mitmacht,
weiß, dass die Sexualität in dieser Zeit nicht leichter wird. Erekti-
onsprobleme bis hin zur Unmöglichkeit jeder Erektion, Erschöp-
fungszustände, Kraftlosigkeit, Übelkeit – schon auf der körperlichen Ebene gibt es einiges, was ihr im Wege steht. Manchmal
muss man einfach den richtigen Moment abwarten, manchmal
auch erfinderisch werden. Ich habe es zum Beispiel sehr genossen, wenn Wolfgang mich in den Schlaf gestreichelt hat ... selbst
dann, wenn wir ursprünglich etwas anderes geplant hatten. Mitunter war ich einfach zu müde, und trotzdem oder gerade deshalb war seine Nähe unendlich wichtig für mich. An anderen Tagen fühlte ich mich oft so ausgedörrt, dass ich mir nicht vorstellen
konnte, Lust zu empfinden. Bis ich merkte, dass es mit großen
Mengen Feuchtigkeitscreme durchaus möglich ist. Gerade auf
der so sehr gefürchteten körperlichen Ebene sind die Lösungen
manchmal erschütternd einfach.

Natürlich werden viele männliche Leser jetzt denken: Alles gut
und schön, aber ohne Erektion kann ich dieses Thema für mich
doch wohl vergessen. Das erstaunt mich immer wieder.

Wie viele Männer – und auch Frauen – der Meinung sind, dass
ein Orgasmus nur mit Erektion möglich sei. Auch da haben wir
ein Bild im Kopf, das mit unseren Körpern einfach nichts zu tun
hat. Erektion, Orgasmus und Samenerguss laufen unabhängig
voneinander ab. Schön, wenn sie zusammentreffen – aber notwendig ist es absolut nicht. Insofern ist schon der Begriff »Im-

155

potenz« fragwürdig. Männer haben in dieser Situation durchaus noch die Kraft, ein sexuell erfüllendes Leben zu führen. Sie reagieren genauso sehr auf Stimulation wie alle anderen, nur eben nicht mehr so sichtbar.

Hinzu kommt, dass die Erektionsstörungen bei Krebspatienten oft nur vorübergehend sind. Oder sein könnten. Denn auch in diesem Fall kommt es darauf an, wie man damit umgeht. Wer zum Beispiel glaubt, die Zeit der Störungen einfach »keusch« abwarten zu können, verbaut sich oft den Rückweg. Erstens weil das Abwarten alles andere als einfach ist, zweitens weil dann, wenn rein körperlich alles wieder möglich wäre, oft das Selbstvertrauen fehlt.

Natürlich, es ist gewöhnungsbedürftig (für den kranken Mann meist viel mehr als für seine Partnerin), aber es ist beim besten Willen kein Grund, auf Sexualität zu verzichten. Es ist eben auch in dieser Hinsicht eine Zeit des Ausprobierens und der neuen Erfahrungen. Wenn man es richtig anstellt, vor allem offen miteinander redet, kann die körperliche Beziehung sogar inniger werden als früher.

Insbesondere was Ihre Partnerin angeht, machen sich fast alle Männer falsche Vorstellungen. Geschickte manuelle oder orale Stimulation ist für sehr viele Frauen mindestens so schön wie Penetration, oft sogar besser. Um herauszubekommen, ob das so ist, hilft nur eins: fragen. In den meisten Fällen führt das zu großer Erleichterung – auf beiden Seiten. Und in jedem Fall ist es respektvoller, anständiger und gesünder, als das Thema Sexualität fortan einfach aus seinem Leben (und damit aus dem der Partnerin) zu verbannen.

Denn Sex ist mehr als ein Mittel zu einem Zweck namens Orgasmus, er ist in einer guten Partnerschaft auch Ausdruck und Bestätigung einer innigen Verbindung. Wenn Sie Ihrem Partner diese Bestätigung ohne jede Erklärung oder nur mit einem pauschalen Hinweis auf Ihre Krankheit entziehen, können Sie ihn damit massiv verletzen.

Natürlich muss sich auch der Partner behutsam auf Sie und Ihre neue Situation einlassen. Aber selbst der Sensibelste kann nicht alles erraten. Auch wenn das Sprechen zunächst schwerfällt – viel schwieriger wird es, wenn Sie schweigen.

Die Psyche spielt uns gerade in der Sexualität eine Menge Streiche. Einer der gefährlichsten nennt sich Erwartungshaltung. Es ist nicht mehr die Zeit der Wettbewerbe und Rekorde – aber kann nicht gerade das auch entspannend wirken? Hatten wir uns nicht lange schon vorgenommen, uns nicht mehr unter Druck setzen zu lassen, von dem, was allgemein als sexuelle Norm propagiert wird – und doch auf kein einziges Paar wirklich passt? Wollten wir da nicht einen eigenen Weg finden?

Als Psychologin weiß ich: Nicht die Paare sind die glücklichsten, die Sexualität als Hochleistungssport betreiben, sondern diejenigen, die sich beieinander so sehr geborgen fühlen, dass sie auch manchmal zusammen über ihr »Versagen« lachen können. Es ist längst überfällig, mit sich und anderen ein bisschen nachsichtiger zu sein, denn wer nachsichtiger ist, der ist auch entspannter.

Leider lassen wir uns oft einreden, dass Nachsicht mit Resignation gleichzusetzen sei. Nachsicht sei für die, denen nichts anderes übrig bleibt, weil sie die Norm ohnehin nicht erfüllen ... Normen für die Starken, Nachsicht für die Schwachen, so in etwa. Kriechen Sie nicht auf diesen billigen rhetorischen Leim! Wenn Ihnen Nachsicht zu negativ erscheint, setzen Sie Großzügigkeit dafür ein. Klingt doch gleich viel besser, oder? Und wer es sich leisten kann, großzügig zu sein, ist eines mit Sicherheit nicht: schwach.

Ein Freund von mir, ein Paartherapeut, verglich seine Arbeit einmal ziemlich treffend mit der eines Restaurators: Bei fast allen Paaren gehe es erst einmal darum, all die immer gleichen grellen und fetten Farbschichten aus Film, Werbung, Illustrierten oder Pornografie abzutragen, die das persönliche (Ideal)Bild der eigenen Sexualität bis zur Unkenntlichkeit überdecken. Irgendwann stößt man dann auf eine zarte, pfiffige Bleistiftskizze, die einfach nie ausgeführt wurde. Und dabei ist sie so viel besser – vor allem individueller – als all das, was von außen draufgeklatscht wurde. Der zweite Schritt muss dann sein, dass wir diese Skizze endlich einmal mutig und konsequent weiterdenken und -malen. So kann ein echtes Meisterwerk der Beziehungskunst entstehen.

Das heißt nicht unbedingt, dass wir unsere Erwartungen zurückschrauben müssen. Wir korrigieren eher ihre Richtung. Wir erwarten dann vielleicht (auch das ist individuell sehr verschieden) weniger in Sachen Häufigkeit, Lautstärke, Gymnastik, was auch immer – und dafür mehr in Sachen Aufmerksamkeit, Fantasie, Verbundenheit, Humor. Im Idealfall lassen wir nur noch einen einzigen Maßstab zu: unsere Bedürfnisse als Paar.

Als Zeitungsleserin, Fernsehzuschauerin etc. bin ich natürlich auch nicht gefeit gegen falsche Ideale, ich lebe ja nun mal mittendrin in dieser Gesellschaft, glücklicherweise, und bin genauso von ihr geprägt wie alle anderen. Natürlich sehe ich manchmal ein Plakat und denke: »Ach, wenn man nur (wieder) so schön und jung wäre.« Oder, je nach Verfassung, schleiche ich mich vorbei und kriege Komplexe. Aber ich versuche zumindest, mir diese Mechanismen immer wieder vor Augen zu führen und mich daran zu erinnern, was ich eigentlich selbst vom Leben will.

Und gerade, was einen Bereich wie die Sexualität angeht, muss ich trotz der schönen neuen gläsernen Konsumentenwelt sagen: Ich wage sehr zu bezweifeln, dass die Damen und Herren in den großen Werbekonzernen wissen, was speziell für Wolfgang und mich an diesem Abend das Richtige ist! Sie tun zwar immer so, sie treten in dieser Hinsicht reichlich arrogant auf, und ganz sicher wüssten sie es auch gern, aber ich vertraue da dann doch lieber auf uns beide. Also: Nicht einschüchtern lassen!

Ich weiß, das ist natürlich leichter gesagt als getan. Unsere Konsumgesellschaft lebt davon, dass wir uns beständig als Mangelwesen empfinden. Damit wir kaufen, um diese Mängel zu beheben.

Und das kann gar nicht spurlos an uns vorübergehen. Aber: Die Interessen sind verschieden! In unserem ureigensten Interesse liegt es, uns solchen Unfug eben nicht einreden zu lassen. Denn der ist ein Garant für andauernde Unzufriedenheit. Wir müssen uns endlich auf unsere eigenen Maßstäbe besinnen.

Insofern kann der Krebs sogar eine Chance sein. Er nimmt uns jede Möglichkeit, unauffällig und gedankenlos im Strom mitzutreiben. Das ist zunächst bitter. Aber es liegt allein in unserer Hand, ob es dann, in einem zweiten Schritt, auch heilsam wird.

Natürlich war mir das alles nicht recht: vor dem Spiegel zu stehen, mein gezeichnetes Gesicht und meinen ausgemergelten Körper zu sehen, mir Gedanken machen zu müssen über eine Brustamputation ... Vor der Chemotherapie reichten meine Haare fast bis zur Hüfte, und natürlich war ich gewohnt, sie entsprechend zu pflegen. Ich ohne Haare, das hätte ich mir tatsächlich nicht vorstellen können. Und plötzlich: alles weg. Da stand durchaus die Frage im Raum: Bin ich eigentlich noch eine Frau? Und wenn ja: Woran soll man das merken? Diese Fragen sind wichtig, man sollte nicht aus Angst darüber hinweghuschen. Sie quälen, aber sie beinhalten die Chance, sich völlig neu kennenzulernen. Ich habe versucht, sie wirklich ehrlich zu beantworten. Als Erstes fiel mir dabei auf, wie seltsam das war, dass ich als einigermaßen fantasiebegabte Frau mir diesen haarlosen Zustand nie hatte vorstellen können. Hatte wirklich meine ganze Weiblichkeit in langen Keratinfäden an meinem Rücken herabgehangen? Falls ja, dann war da offensichtlich etwas ganz gewaltig schiefgelaufen. Wenn nicht: Wo war sie noch? In meiner Empfindsamkeit, in der Fähigkeit, mich auf Neues einzulassen, in meiner Lust am Leben, meinem Lachen ... Gut, das alles war durch den Krebs auf eine harte Probe gestellt. Aber es war ja nicht weg. Ich musste es nur wieder zusammensuchen.

Und Wolfgang? Anfangs war ich sehr unsicher. Nahm er mich denn jetzt als asexuelles Wesen wahr? Ich wusste, dass er zum Beispiel meine Haare sehr gemocht hatte, überhaupt mein Äu-

159

ßeres. Würde er jetzt vielleicht nur noch seine »Pflicht« erfüllen? Würde es ihn Überwindung kosten? Also fing ich an, ihn zu belauern: Ich wartete geradezu auf ein Zeichen der Ablehnung, wenn nicht vielleicht sogar des Ekels. Und das war wahrscheinlich das Einzige, was ihn wirklich irritierte: meine Unsicherheit. Ansonsten hatte ich Glück. Wenigstens einer von uns hatte früher genauer hingeschaut und mehr gesehen. Deshalb war der Unterschied für ihn längst nicht so gravierend, wie er mir selbst erschien. Wolfgang half mir sogar nach und nach, meine eigene Befangenheit zu überwinden, indem er sich nicht davon anstecken ließ. Seither bin ich überzeugt, dass es auch eine Art körperliche Erinnerung in der Partnerschaft gibt. Guckte ich auf meinen Arm, sah ich in dieser Phase vor allem ein von etlichen Narben entstelltes, blasses Stück Fleisch. Wolfgang dagegen sah offenbar den vertrauten Arm, den Arm, den er im Sommer zuvor einmal am Morgen eine halbe Ewigkeit lang geküsst hatte, bis ich aufgewacht war, den Arm, der ihm an einem ganz bestimmten Julitag zugewinkt hatte ... mit ein paar kleinen Veränderungen, die nicht weiter ins Gewicht fielen. Jedes Mal, wenn er jetzt meinen Körper berührte, rief er zugleich die Erinnerungen an frühere Berührungen und Erlebnisse wach. Als wären sie in meinem Körper gespeichert.

Deshalb mein Rat, speziell an die Leserinnen: Wenn Ihr Partner sagt, Ihre körperlichen Makel und die Folgen der Krankheit machten ihm nichts aus, er liebe Sie genauso wie Sie sind – glauben Sie ihm uneingeschränkt! Es gibt zwei Möglichkeiten: Entweder er lügt, dann tut er es nur für Sie. Er liebt Sie so sehr, dass er, obwohl ihn die Makel stören, darüber hinwegsehen kann. Oder sich zumindest darum bemüht. Irritieren Sie ihn also niemals in diesem Bemühen. Je selbstverständlicher Sie mit Ihrem Körper umgehen, desto leichter wird es ihm fallen, es genauso zu machen. Männer sehnen sich gar nicht so sehr nach dem »perfekten« Frauenkörper wie man immer annimmt. Vielmehr nach dem unbefangenen. Nach einer Frau, die ihnen offen und lebens-

160

lustig entgegentritt statt verschämt und verquält. Denn sie selbst sind ja ebenso wenig perfekt, sie schleppen ja genauso viel Scham und genauso viele Ängste mit sich herum, und daran möchten sie nicht auch noch dauernd erinnert werden, schon gar nicht im Bett.

Die zweite Möglichkeit, und die ist gar nicht unwahrscheinlich: Ihr Partner sagt die Wahrheit. Es macht ihm tatsächlich nichts aus. Er sieht es vielleicht kaum oder vergisst es gleich wieder. Das kommt viel häufiger vor als man denkt. Männer haben einfach einen vollkommen anderen Blick auf den weiblichen Körper als Frauen. Fangen Sie keinesfalls an, diesen Blick zu korrigieren! Ich kenne mehr als einen Mann, der erst durch seine Partnerin und ihre seltsamen Verrenkungen und Versteckspiele »gelernt« hat, dass das an ihren Oberschenkeln keine wunderbar weiche Haut sondern Cellulitis und damit furchtbar ist. Beharren Sie also nicht auf Ihrem negativen Körperbild, sondern sehen Sie die Perspektive Ihres Partners als Chance! Und vielleicht schaffen Sie es sogar, selbst die Erinnerungen Ihres Körpers wachzurufen und ihn mit anderen Augen zu betrachten.

Für viele Krebspatienten, die ich kennengelernt habe, Männer wie Frauen, fingen die Schwierigkeiten schon beim Ausziehen an. Sie schämten sich, nach schweren Operationen, sich ihrem Partner nackt zu zeigen. Diese Scham ist natürlich, und dennoch hat man auch hier die Wahl: kultivieren oder überwinden. Die Sexualität zusätzlich erschweren oder sie zumindest schon mal von dieser Bürde befreien. Hat man sich für Letzteres entschieden, gibt es einen ebenso simplen wie wirksamen Trick: Gewöhnung.

Bevor Sie Ihrem Partner oder ihrer Partnerin wieder unbefangen gegenübertreten können, beginnen Sie einfach bei sich selbst. Schlafen Sie von Zeit zu Zeit nackt oder ziehen Sie sich morgens ein bisschen später an, erledigen Sie das Zähneputzen etc. noch unbekleidet, vielleicht auch mal das Frühstück, ganz wie Sie mögen. Oder, wenn Sie zusammenleben, warten Sie, bis er oder sie mal für ein paar Stunden das Haus verlässt und dann: die Heizung aufgedreht, Gardinen vorgezogen und einfach nackt gelebt. Vorausgesetzt natürlich, dass Sie nicht gerade an einer Lungenentzündung leiden oder sonst ein medizinischer Grund dagegen spricht.

Anfangs wird Ihnen das seltsam vorkommen, aber Sie werden staunen, wie schnell Sie sich daran gewöhnen. Unser Blick ist auf eine ganz andere Weise unbestechlich, als wir meistens annehmen. Er schafft es nur eine begrenzte Zeit, sich an unseren einzelnen Makeln aufzuhalten. Dann sieht er wieder das Ganze: die Bewegung, die Haltung, die Proportionen etc. Der Anblick unseres nackten Körpers wird uns einfach selbstverständlich. Das ist ein wichtiger Schritt in Richtung entspannte Sexualität.

Und noch einen Vorteil hat das Experiment: Wir legen rein zufällig die Hand auf unseren Oberschenkel, streifen den eigenen Ellenbogen und merken, dass die Optik nicht alles ist. Der Tastsinn ist mindestens ebenso wichtig. Was sonst im Zusammenhang mit der Sexualität immer wie eine schale Ausrede der Benachteiligten klang, erleben wir jetzt am eigenen Leib als Wahrheit.

Probieren Sie es einfach aus. Sie müssen ja nicht für immer dabei bleiben. Nur so lange wie Sie wollen oder bis es Ihnen nicht mehr so unangenehm ist, sich auch in Gegenwart Ihres Partners auszuziehen.

Ein anderer Ansatz, wenn man mit dem eigenen Körper nicht zurechtkommt, ist logisch bestechend einfach, aber in der praktischen Umsetzung schon ein bisschen anspruchsvoller: sich erst einmal ganz auf den anderen konzentrieren. Versuchen Sie, Ihre eigenen Schwierigkeiten für eine Weile zu vergessen, indem Sie sich ausschließlich um Ihren Partner kümmern. Damit meine ich nicht, dass Sie die eigenen Bedürfnisse verdrängen oder etwas tun oder zulassen, was Ihnen nicht gefällt, ganz im Gegenteil. Aber streicheln Sie zum Beispiel ihren Partner am ganzen Körper und achten Sie viel genauer als sonst auf seine Reaktionen. Lesen Sie ihm sein Wohlbehagen und seine Wünsche an den Härchen oder

Augenfältchen ab, lassen Sie sich ganz und gar auf ihn ein, mit Mut, Hingabe und Neugierde. Nehmen Sie sich dazu alle Zeit der Welt. Nicht nur, dass es auch Sie selbst entspannen und die Beziehung zu ihm festigen wird, es wird Ihnen sehr schnell wieder vor Augen führen, was wir bei der Sexualität allzu oft vergessen: dass es eben keine vorgeschriebenen Wege und Tempi gibt; dass wir uns unter liebenden Händen in eine einzige erogene Zone verwandeln, vom Haaransatz bis zu den Fußspitzen; und dass es dabei viel mehr auf unsere Fähigkeit zur Hingabe und zur Konzentration ankommt als auf irgendwelche Schönheitsideale. Die Freude Ihres Partners schon an ganz leichten Berührungen wird Ihnen zeigen, dass das Kapitel Sexualität auch für Sie, selbst wenn Sie noch so große Probleme mit Ihrem Körper haben, noch lange nicht abgeschlossen ist. Manche meiner Schützlinge sagten mir, nachdem ich sie eine Weile ermutigt hatte, sogar: »Es fängt gerade erst an!«

Als Gesunde hatten sie sich recht sportlich nach »Schema F« vergnügt, wie es eben üblich ist, und waren auch meistens schön pünktlich zum Ziel gekommen – jetzt plötzlich wurde ihnen wieder bewusst, dass Sexualität im Idealfall nur der körperliche Ausdruck der Liebe ist und deshalb ebenso vielfältig, reich und überraschend wie die Liebe selbst. Dass da zwei Körper miteinander »sprechen« und also auch miteinander flüstern, schreien, schmeicheln, erzählen, lachen, weinen können, dass unseren Körpern mindestens ebenso viele Möglichkeiten der Modulation gegeben sind wie unserer Stimme. Und ich bin mir sicher, dass jedes Paar, das wirklich danach sucht, unter diesen Abertausenden Möglichkeiten eine Ebene für sich entdecken wird, auf der ihre Körper und ihre Seelen (und seien sie noch so belastet) zusammenfinden können.

Wer Krebs hat, muss sich neu entdecken. Bei allen Schwierigkeiten liegt darin für ihn selbst eine große Chance und für seine Partnerschaft genauso.

Was ist es denn, das uns nach Jahren noch reizt am anderen? Zu einem ganz wesentlichen Teil das Rätselhafte. Dass uns der

163

andere immer noch überraschen kann. Dass wir immer noch eine Facette seiner Persönlichkeit entdecken, von der wir nichts ahnten. Die er vielleicht erst im Laufe der Zeit entfaltet hat. So hört die spannende Phase des Kennenlernens eigentlich nie auf. Wenn Psychologen von »stabilen Beziehungen« sprechen, denken sie nicht an zwei Menschenklötze, die unverrückbar nebeneinander stehen, weil sie das nun mal vor etlichen Jahren so ausgemacht haben und Bewegung außerdem unbequem werden könnte. Eine gute Beziehung braucht Wachstum. Schon allein, weil sich die Anforderungen in jeder Lebensphase ändern.

Was ich an Wolfgang so außerordentlich liebe, ist auch seine Bereitschaft, an sich zu arbeiten. Er steht nicht wie so viele Menschen in der Welt herum und sieht sich als unumstößliche Gegebenheit an, nach dem Motto: Entweder ihr nehmt mich wie ich bin, oder ihr habt Pech. Seine Schwächen sieht er als Aufgaben. Deshalb bin ich gespannt auf den Wolfgang, der da noch kommt.

Einen Menschen zu lieben – und ihm gleichzeitig beim Wachsen zusehen zu dürfen, mit ihm gemeinsam zu wachsen, das ist wohl das Schönste, was man erleben kann. Eigentlich weiß das jeder, nur wir vergessen es im Alltag leicht. Der Krebs erinnert uns daran.

Vom Krebs gezeichnet: Wie gehe ich mit der optischen Veränderung um?

Erst die Augenbrauen, dann die Haare ... Auch was das Optische angeht, findet man sich als Krebspatient schnell in einer Abwärtsspirale wieder. Am Anfang, und natürlich gerade während der Chemotherapie, habe ich nur eins gedacht: »Ich werde von Tag zu Tag durchsichtiger.« So als wäre ich schon fast nicht mehr da. Ich sah mein Äußeres verfallen, sah mir selbst beim allmählichen Verschwinden zu und hatte das Gefühl, ich könnte nichts tun.

Sehr schlank war ich schon immer. Dabei aber gesund und durchtrainiert. Stolz auf meinen Körper, meine Beweglichkeit meine Energie. Es hat mir Spaß gemacht, knackig sitzende Jeans auszusuchen. Jetzt war ich nicht mehr schlank, ich war so gut wie weg. Kindergrößen hätte ich tragen müssen, wenn man allein das Gewicht als Maßstab genommen hätte. Nur waren dazu die Arme und Beine viel zu lang. Ich hing in meinen Kleidern und mochte gar nicht daran denken, wie ich aussah. Und das ausgerechnet mir!

Es soll ja Menschen geben, denen ihre eigene Erscheinung ziemlich egal ist. Zu dieser Gruppe gehöre ich definitiv nicht. Als junge Frau war ich Model und auch später habe ich mich immer über ein Kompliment gefreut. Ich liebe es, einen schönen Stoff zwischen den Fingern zu fühlen, ich weiß, wann ein Kleid sitzt und wie man kleine Mängel kaschiert. Jetzt aber hatte ich plötzlich große Mängel. Schwarze und rote Ringe unter wimpernlosen Augen, dann erstmal gar nichts (die Wangen waren so eingefallen, dass man sie kaum noch erkannte) und irgendwann zwei elende, verkniffene Strichlein, dort, wo einmal ein schöner Mund gewesen war. Der Teint changierte irgendwo zwischen Fliesenweiß und Aschgrau. Wenn es noch Komplimente gab, dann bezogen sie sich doch eher auf innere Werte. In den Spiegel zu gucken, war eine ziemliche Prüfung.

Zuerst versuchte ich, mich ihr zu entziehen wo es nur ging. Eine schlechte Strategie. Wie schlecht, kann man erahnen, wenn man an die berühmten Familienfeiern denkt. Je länger man jemanden nicht gesehen hat, desto mehr fallen die Veränderungen auf. Leider musste ich feststellen: Das gilt auch für mein Spiegelbild. Gucken, erschrecken, sich abwenden, schönreden, verdrängen, doch noch einmal gucken, noch gründlicher erschrecken – das ist auf Dauer viel zermürbender, als sich diesem Bild einmal zu stellen. Ich hatte keine Wahl, ich musste mich wieder an mich gewöhnen. Also suchte ich für den Anfang eine schmeichelhafte Beleuchtung, nahm allen Mut zusammen, schlich mich an den Spiegel heran, jaulte einmal kurz auf und beschloss: Machen wir das Beste draus!

Diese Taktik habe ich beibehalten. Mich schöner zu machen als ich im Moment bin – das ist mein unumstößliches Morgenritual. Und es wirkt. Wahrscheinlich kennen Sie den Trick mit dem Lächeln: Man hat schlechte Laune und zwingt sich dazu, sein Spiegelbild anzulächeln. Wenn man das eine Weile getan hat, wird das Lächeln mit einem Mal echt, die Laune bessert sich. Klingt verrückt, ist aber wissenschaftlich bewiesen. Die menschliche Psyche mag kompliziert sein, sie zu überlisten ist oft erstaunlich leicht.

Jeden Morgen lege ich meine optische Messlatte so hoch, dass ich sie gerade noch erreichen kann, und wenn ich dann mal wieder erfolgreich drübergekraucht bin, würde es mir natürlich gegen die Ehre gehen, auch nur einen halben Zentimeter nachzulassen.

Die Kleidung ist dabei ebenfalls eine große Hilfe. Diesen Effekt kennt glaube ich jeder: Im frisch gebügelten Anzug oder Kleid fühlt und bewegt man sich einfach anders als in einem formlosen Frotteeteil. Nichts gegen »Tragekomfort«, aber wenn ich sowieso gerade Gefahr laufe, mich hängen zu lassen, dann kann ich schon mit so einfachen Tricks gegensteuern. Friste ich den Tag in Frottee, dann habe ich noch einen zusätzlichen Grund, mich zu verstecken. So steigt die Wahrscheinlichkeit, dass ich in der Wohnung bleibe, mich vollends zurückziehe, selbst dann nicht aus meinem Schneckenhaus komme, wenn eine Freundin an der Tür steht. Trage ich mein schönstes Kleid, werde ich mich auch eher zu einem Spaziergang überreden lassen. Und, ganz nebenbei bemerkt: Ich mache es meinen Mitmenschen leichter, mit mir umzugehen. Signalisiere ich schon durch mein Äußeres, »Ich habe mich aufgegeben«, dann muss ich mich nicht wundern, wenn die anderen entsprechend reagieren. Bestenfalls kann ich dann noch mit Mitleid oder Hilflosigkeit rechnen, in den meisten Fällen aber mit Erschrecken. Und das wirkt sofort auf mich zurück. Es ist ohnehin schwer genug, mit Todkranken umzugehen. Machen wir es unseren Angehörigen und Freunden wenigstens dort ein bisschen leichter, wo es in unserer Macht steht.

Also her mit Farbe, Pinsel, Lippenstift und nieder mit dem Jammerbild! Was man nicht verbessern kann, wird verdeckt, was sich nicht verdecken lässt, davon wird wenigstens mit allen Mitteln der Kunst abgelenkt. Tränensäcke, die nicht mehr zu überschminken sind? Dann wird eben die ganze Aufmerksamkeit auf den schönen Mund oder die hübsch geschwungene Nase gelegt.

Und der Spielraum ist weit größer als ich anfangs dachte. Da wird geklebt, gefärbt, frisiert und kaschiert, dass es eine Lust ist. Früher habe ich mir Gedanken über die richtige Farbe der Wimperntusche gemacht – jetzt geht es eben erst einmal um den richtigen Wimpernkleber. Ein bisschen aufwendiger das Ganze, aber keineswegs aussichtslos. Glücklicherweise habe ich eine Vertraute gefunden, die ganz auf meiner Seite steht und mir bei der Renovierung meines Spiegelbildes behilflich ist. Seit Jahren schon habe ich ihren Vater verehrt, einen Musiker. Und dann saß da eines Tages seine Tochter vor mir und klebte mir neue Wimpern um die Augen. Von Anfang an spürte ich, wie wohltuend ihre ruhige, gelassene Art war. Es ist eine Arbeit, die durchaus nervenaufreibend sein könnte. Man muss diese kleinen, leichten Wimpernbahnen richtig zu fassen kriegen und dann dem anderen sicher ans Auge bringen, also an eine der empfindlichsten Stellen. Ein leichtes Zucken des Lids im falschen Moment und alles ist vergebens. Da kann man schon mal die Geduld verlieren. Sie nicht. Ganz selbstverständlich versuchte sie es wieder und wieder. Ich spürte ihre sanften Bewegungen. Jede davon galt mir. Ich saß da und dachte: »Es ist nicht einmal ihr eigener Körper ... und trotzdem solche Sorgfalt. Und was tue ich für ihn?« Irgendwann war es geschafft. Mein neu umwimperter Blick fiel als Erstes auf sie, und was ich sah, war ihre helle Freude über das Ergebnis. Spätestens da war in mir die Entscheidung gefallen, mich nicht mehr hängen zu lassen.

Ich kann es nicht anders sagen: Ich genieße dieses Ritual. Die Aufmerksamkeit, die sie meinem Gesicht schenkt, spendet mir Trost, ich fühle mich geborgen. Und ein Körper, dem ein anderer wieder und wieder so viel Fürsorge widmet, der muss es doch wert sein – den kann ich doch nicht einfach vernachlässigen. Das ist es, was diesen Schminkstunden schon fast eine therapeutische Qualität gibt.

Mitunter gelingt es uns beiden sogar, der Ausgangslage positive Seiten abzugewinnen: Wo zum Beispiel keine Frisur mehr ist, da kann man jede ausprobieren. Das hat einen Effekt, der weit über das reine »Aufhübschen« hinausgeht. In den ersten beiden Kapiteln habe ich ein paar Mal davon gesprochen, dass man als Krebskranker alte Rollen ablegen und neue, passendere finden müsse. Es ist nur natürlich, wenn sich das auch in der äußeren Erscheinung widerspiegelt. Ein Erfolgsmensch, der durch die Krebserkrankung lernt, dass es auch ein Leben jenseits der Schlachten um Karriere und Status gibt, dass viel mehr in ihm steckt als nur ein Instrument zur Gewinnmaximierung, der wird möglicherweise anfangen, Farbe in seine Garderobe zu bringen.

Oder zum ersten Mal entdecken, wie angenehm sich eine Sommerhose aus reinem Leinen trägt. Wie schön es ist, barfuss zu gehen. All das sind Körpererfahrungen, die uns die Seele öffnen können. Und während die Entwicklung der Seele natürlich ihre Zeit braucht und immer wieder mit Rückschlägen einhergeht, können wir auf der nur scheinbar äußerlichen Ebene der Kleidung, Körperhaltung etc. schon einmal völlig gefahrlos ausprobieren, welche Rolle wohl auf uns wartet. Irgendwann wird dann beides zusammenfinden und wir werden eine rundum stimmige Erscheinung abgeben. Das ist übrigens auch für unsere Mitmenschen noch immer das Überzeugendste.

In Zeiten von Facebook und ähnlichen Seltsamkeiten vergessen wir leicht, dass wir eben keine wandelnden Illustriertenfotos sind, sondern wesentlich mehr. Soziale Wesen zum Beispiel. Wesen, deren Interaktionen sich nicht auf das Erzeugen von Neid und Komplexen bei ihren Mitmenschen konzentrieren sollten. Jeder kennt diese Beispiele von Menschen in seiner Umgebung, die nicht allen Schönheitsnormen entsprechen, ja die man, bevor man sie kennengelernt hat, vielleicht sogar hässlich fand – und dann kommt die große Überraschung: Kaum beginnt das Gespräch, vergisst man all ihre optischen Mängel. Diese Menschen sind uns durch und durch angenehm, weil sie sich selbst in all ihren Facetten akzeptiert haben. Während andere, viel »schönere«, oft tausend Uneinigkeiten mit sich herumschleppen, ständig versuchen, sich ins rechte Licht zu rücken, in jedem genaueren Blick schon mögliche Kritik lesen und damit ein echtes Gespräch beinahe unmöglich machen, sitzen diese scheinbar hässlichen Menschen da und werden von Minute zu Minute schöner. Sie haben das, was zunächst als Makel erschien, zur Persönlichkeitsbildung genutzt – und diese gereifte Persönlichkeit strahlt nun aus ihrem Gesicht. Es ist tausendmal angenehmer, mit diesen Menschen umzugehen als mit eifersüchtigen Schönheiten – und auch das merken sie.

Was soll uns denn an anderen Menschen interessieren, wenn nicht das Menschliche? Die Kämpfe, das Hadern, die Kraft, das

Über-Sich-Hinauswachsen, das Scheitern und das Weitermachen. Das ist es, was uns verbindet. Und das Schönste am Menschen ist noch immer seine Lebenslust – die Lust, die allen Widrigkeiten trotzt, das Einverstandensein mit dem Leben, auch wenn es noch so schwer wird. Dementsprechend ist Lebenslust das wirksamste Schönheitselixier, kostenlos, wenn auch nicht immer einfach zu erringen. Vergleichen Sie das Gesicht einer alten, kranken, neugierigen, sympathischen Frau mit dem eines jungen Models, das gelangweilt ins Leere starrt, und Sie werden mir recht geben. Es gibt nichts Hässlicheres als dumpfe, angeödete Gesichter – egal wie »vorteilhaft« die rein physischen Koordinaten sein mögen. Weil wir eben keine bloßen Kameras sind und die Oberfläche nicht dauerhaft von der Person trennen können, sehen wir in jedem Blick und Ausdruck unseres Gegenübers auch immer ein Stück weit dessen Weltsicht. Und die kann erschreckend dürftig sein oder eben tief, reich und vielfältig.

Mit Herrn M. bin ich essen gegangen. Kurz nach der Amputation seines Armes. Selbstverständlich in aller Öffentlichkeit. Wir saßen in einem schönen, gut besuchten Restaurant. Zwar nicht direkt im »Schaufenster«, wo er wahrscheinlich zu unsicher geworden wäre, aber doch mittendrin im Leben. Ich wollte die typische Frage, was »jetzt noch« möglich sei, gar nicht erst aufkommen lassen. Sicher, es hat ihn Überwindung gekostet. Aber im Nachhinein war er nicht nur stolz, sondern er hatte gemerkt: Es geht alles!

Inzwischen hat er es so verinnerlicht, dass er mit großer Freude Sport treibt und eigentlich pausenlos unter Menschen ist. Er ist angekommen in seinem neuen Leben. In dem er sich mutiger bewegt als im alten.

Er hat einfach beschlossen, dass er sich nicht von den Blicken der anderen vorschreiben lassen will, was er zu tun hat. Und täglich an der Umsetzung dieser Entscheidung gearbeitet. Schon bald brauchte er niemanden mehr an seiner Seite, um sich in die

Öffentlichkeit zu trauen. Schön, wenn einer da war, aber es ging auch allein.

Ich hatte ja bei der ganzen Sache nur eine im Grunde sehr simple Aufgabe: Ich ging selbstverständlich mit ihm um. Diese Selbstverständlichkeit schirmte ihn ab gegen die Blicke der anderen. Er vergaß die übrigen Gäste nach und nach. Sie dagegen sahen, wie normal wir uns verhielten. Für das, was sie selbst nicht schafften, hatten sie jetzt zumindest ein Beispiel.

Oft steckt hinter verletzenden Blicken nur die eigene Unsicherheit. Der Anblick eines Kranken rührt an Ängste, die fast alle Menschen verdrängen (zu ihrem eigenen Schaden). Kompensieren wir sie durch unseren Mut.

Sobald es möglich ist: Setzen Sie sich mit einem guten Freund ins Café. Sollten Sie schief angesehen werden, machen Sie sich klar: Das Problem liegt nicht bei Ihnen. Wer sich versteckt, schürt nur zusätzliche Ängste, bei sich selbst und bei anderen. Er fördert das Wegsehen und sorgt dafür, dass der Eiertanz kein Ende nimmt.

Wie erfreulich und wertvoll sind dagegen die Begegnungen mit Menschen, die zu ihrem Körper stehen. Jeder kennt solche Beispiele: Man unterhält sich gut und ungezwungen, meint, mit einem kerngesunden Menschen zu sprechen. Zur Verabschiedung will man dem anderen die Hand schütteln. Er reicht lächelnd die Linke, weil die rechte aus Kunststoff ist. Es ist nicht aufgefallen. Dabei hielt er die Prothese während des Gesprächs keineswegs auf dem Rücken oder versteckte sie in der Tasche. Sie ruhte ganz selbstverständlich auf der Hüfte. Für mich als Psychologin ist das immer der augenfälligste Beweis, dass es sich um einen seelisch kerngesunden Menschen handelt (der eben mit einem körperlichen Handicap lebt). Achten Sie etwa bei einem gesunden Gegenüber auf eine Hand, die an der Hüfte liegt? Na eben. Es macht für das Gespräch keinen Unterschied. Der entsteht nur in den Köpfen.

Nicht überzeugt? Dann habe ich einen Geheimtipp für Sie (er hilft gegen so ziemlich jede Art von Trübsinn): Schauen Sie sich eine Dokumentation aus der Casa Verdi in Mailand an. Das ist ein »Altersheim« für Opernsänger und andere Musiker. Man pflegt dort, zäh wie diese wunderbare Spezies nun einmal ist, steinalt zu werden. Mit allen Konsequenzen. In aller Würde. Mit Weisheit, Humor und vor allem: sehr viel Musik. Zum Thema »Hängenlassen oder doch lieber so lange am Leben teilnehmen, wie es eben geht«, meinte eine der Bewohnerinnen, Rosetta Rametta, im Alter von 91 Jahren: Es komme bei ihnen einfach niemand auf die Idee, im Bademantel über die Flure zu laufen. Schließlich könne jeden Moment das nächste Konzert anfangen. Sie sagte das im Rahmen eines Modeshootings für das Magazin der Süddeutschen Zeitung. Nein, nicht lächerlich. Und ganz bestimmt nicht »vor die Kamera gezerrt, die armen Alten«. Einfach mal angucken und verzaubern lassen ...

Wir als (Krebs)Kranke müssen damit leben, dass wir plötzlich deutliche optische Makel haben. Makel, die sich nicht mehr wegdiskutieren lassen. Und trotzdem können wir selbst entscheiden, ob wir uns dem Verfall preisgeben oder wieder eine angenehme Erscheinung werden. Als Kranke sind wir schon von vornherein verstoßen aus dem Hamsterrad der Schönheits- und Erfolgskonkurrenz, das so vielen Menschen das Leben vergällt. Das bedeutet auch: Wir gewinnen eine gewisse Freiheit. Nutzen wir doch diese Chance!

Wer, wenn nicht wir, kann Alternativen aufzeigen? Aber dazu gehört natürlich, dass wir uns selbst zeigen. Hat man einmal den Mut gefasst, das versichere ich Ihnen, sind die Reaktionen fast immer positiv. Erstaunen im ersten Moment, das ja, aber dann Zustimmung und interessanterweise: Erleichterung. Darüber, dass sich da einer oder eine einmal nicht dem Druck beugt, den man für übermächtig gehalten hat.

Eigentlich ist es unbegreiflich, dass wir im Laufe der Zeit die Grenzen der »akzeptablen optischen Erscheinung« immer enger setzen ... so eng, dass sie am Ende niemand mehr erfüllen kann. Und wir entdecken damit überflüssigerweise eine ständig wachsende

Quelle des Unglücks. Wer hat denn keine Cellulitis unter der Jeans, wessen Bauch wölbt sich denn nicht ein kleines bisschen zu sehr über den Gürtel, wem gefällt denn die eigene Nase, der Mund, das Haar? Wie viele Menschen kennen Sie, die mit ihrem Aussehen rundum zufrieden sind? Ist das nicht eine erschreckende Bilanz? Und wie absurd ist es, dass diejenigen, die selbst so unzufrieden sind, mit unnachgiebiger Härte die anderen abwerten!

Wollen wir wirklich in einer Gesellschaft leben, in der unsere zwölfjährigen Töchter den Schulsport verweigern, weil sie sich nicht in die Umkleide trauen wegen ihrer »Figurprobleme«? Das ist längst kein Einzelfall mehr, wie Ihnen jeder Sportlehrer bestätigen kann. Wollen wir in einer Gesellschaft leben, in der Fünfzehnjährige lieber Model werden wollen als Dichter oder Maler? Also lieber blanke Projektionsfläche als schöpferische Persönlichkeit? Wenn nicht, dann müssen wir etwas dagegen tun.

So viel zur Theorie. Praktisch hatte ich mit fast all meinen Schützlingen die folgende Diskussion:

Sie: »Entsetzlich, wie die Gesellschaft hierzulande die Kranken an den Rand drängt.«

Ich: »Ja.«

Zwei Tage später:

Ich: »Wollen wir uns in ein Café setzen oder mal kurz durch die Fußgängerzone schlendern?«

Sie: »Was? Wie? Jetzt, so wie ich aussehe – sind Sie verrückt?«

Sicher, »die Gesellschaft« hat ihre Tücken, aber sind wir nicht selbst genauso Teil dieser Gesellschaft und können sie entsprechend mitgestalten? Mich jedenfalls drängt so leicht keiner mehr an den Rand, da hab ich auch noch ein paar Worte mitzureden. Gerade weil es diese Ausschlusstendenzen gibt, müssen wir als Kranke doch mit aller Macht dagegenhalten. Übrigens habe ich jeden, den ich über längere Zeit betreut habe, auch davon überzeugen können, dass ein solcher Ausflug in die Öffentlichkeit ihm guttun würde. Und jeder war hinterher froh und stolz, dass er es gewagt hatte.

Also: nur Mut! In manchen Gesellschaften muss man sich eben solche Freiheiten erst nehmen, die in anderen ganz selbstverständlich sind. Wenn Sie es aber tun, können Sie ziemlich sicher mit Unterstützung rechnen. Oft sogar mit Bewunderung. Und selbst bei denen, die seltsam gucken, ist die Wahrscheinlichkeit hoch, dass sie im Grunde denken: »Ach hätt' ich doch nur genauso viel Mut!« Weil sie ihn nicht haben, ist es bequemer für diese Menschen, Ihr mutiges Verhalten abzuwerten, anstatt sich zu fragen, wo die eigenen Defizite liegen.

Glauben Sie nicht? Dann denken Sie doch mal an die Zuschauerrekorde von Filmen wie »Ziemlich beste Freunde«. Das ist noch nicht der Durchbruch, aber es zeigt immerhin eine weit verbreitete Sehnsucht nach einer besseren, freieren, menschlicheren Gesellschaft. Natürlich, noch gibt es da eine merkwürdige Lücke: Wir rennen ins Kino, sind schrecklich gerührt, und kaum treten wir wieder auf die Straße, geht es weiter mit dem Wegsehen und Ausgrenzen. Diese Lücke muss geschlossen werden – und wer könnte das besser als wir?

Freiwillig hätte ich mir eine solche Position (und einen solchen Auftrag) sicher nicht ausgesucht, aber ich stelle fest: Seit ich mich endlich abseits der gängigen Schönheitsideale bewege, bin ich viel unbefangener. Ich habe keinerlei Hemmungen mehr. Zu künstlich? – Gibt es nicht, Hauptsache, es gefällt mir. Zu aufgedonnert, zu gewagt? – Na, besser als das Gegenteil! Ich nutze diese Freiheit voll und ganz aus. Und ich freue mich jedes Mal, wenn ich eine mitteleuropäische Frau mit einem kunstvollen Turban sehe oder einen Mann, der seinen kranken Arm mit einem roten Seidenschal fixiert.

Zwei Szenen sind mir in diesem Zusammenhang besonders im Gedächtnis geblieben. Die erste spielt, nicht zufällig, in Italien. Es ist Vorsaison in einem kleinen Badeort, ich betrete ein Strandcafé. »Begrüßt« werde ich vom leicht asthmatischen Lachen dreier wirklich alter Frauen. Sie haben sich den schönsten Platz ausgesucht, mittendrin, mit dem besten Blick aufs Meer. Jeder kann sie sehen, mit ihrer ausdrucksstarken Gestik, die weder schüchtern noch manieriert ist, sondern einfach frei und unbekümmert. Man kann sich gut vorstellen, dass sie schon zusammen die Schulbank gedrückt haben, manchmal glucksen sie wie Fünfzehnjährige. Ihre Augen sind herrlich verschmitzt, sie schäkern mit dem Kellner, der sofort darauf eingeht. Sie haben sich fein gemacht, mit Kostümen und dickem Make-up. An all dem ist nichts Peinliches – bestenfalls etwas leicht Kapriziöses, das aber nicht ohne eine wunderbare Selbstironie daherkommt. Sie nehmen ihre mühsam hergestellte Schönheit selbst nicht ganz ernst, es hat ihnen einfach Spaß gemacht, noch einmal »ordentlich aufzulegen«. Ihre Heiterkeit hat etwas Ansteckendes, Wärmendes. Niemand sieht sie schief an oder fühlt sich gestört. Niemand findet sie lächerlich, im Gegenteil. Sie strahlen eine Würde aus, so wie sie sind. Eine Würde, die ohne Machtspiele auskommt. Sie, die mit Abstand Ältesten im Raum, wirken wie ein Jungbrunnen für die anderen. Immer wieder sehen Gäste zu ihnen hinüber und lächeln.

Wie habe ich diesen Anblick genossen. Damals dachte ich: So soll es sein, wenn ich einmal alt bin. Erst als ich das Café verließ, bemerkte ich, dass zwei von ihnen kaum noch einen Zahn im Mund hatten und die dritte eine Beinprothese trug.

Das krasse Gegenteil erlebte ich ein paar Jahre später in einem Münchner Freibad: Drei Mädchen, vielleicht vierzehn, liegen auf der Wiese. Eine erwachsene Frau geht vorbei. Eines der Mädchen sagt (in Hörweite dieser Frau) zu den beiden anderen: »Krass! Wenn ich so'ne Cellulitis hätt' – ich glaub', ich würd' mich erschießen.«

Mir tat dabei das Mädchen beinahe noch mehr leid als die Frau. Denn dieses Mädchen war randvoll von Angst – anders ist ein so unsinnig aggressives Verhalten nicht zu erklären. Wahrscheinlich hatte sie am selben Morgen die erste winzige Delle an ihrem eigenen Oberschenkel entdeckt und dann ein paar Stunden in echter Verzweiflung zugebracht. Jetzt musste dieser erschreckende Befund mit aller Härte abgewehrt werden.

Solche Erlebnisse zeigen mir, wie wichtig es ist, »erwachsen« mit der optischen Veränderung durch die Krankheit umzugehen. Natürlich ist das gerade für Frauen schwierig, aber letztlich ist diese Aufgabe durch unsere Krankheit doch nur »vorgezogen«. Ich glaube, wenn ich den Krebs überlebe, wird mir später das Altern erheblich leichter fallen. Ein Buch, das ich in diesem Zusammenhang allen alten, kranken, verletzlichen oder zweifelnden, sprich: allen Lesern nur wärmstens empfehlen kann, ist »Älter werden« von Silvia Bovenschen.

Aber ist da nicht ein Widerspruch? Erst preise ich die Möglichkeiten der Verschönerung – dann erzähle ich Ihnen, dass ich mich keineswegs von Kosmetikindustrie und Illustrierten-Idealen gängeln lasse? Nein, ich glaube nicht. Auch wenn es allgemein üblich ist, ich sehe keinen Grund, das Thema so verkrampft anzugehen. Schminke oder gut gewählte Kleidung, das ist für mich weder »des Teufels« noch ein »Allheilmittel«. Ich lege kein Make-up auf, weil ich mich meines Aussehens sonst etwa schämen würde. Ich lasse mir nicht einreden, dass nur junge, gesunde Menschen schön sein könnten und alle anderen die Pflicht hätten, ihr »Versagen« in diesem Punkt so weit wie möglich zu kaschieren. Ich stehe zu meinen Makeln – aber deshalb muss ich sie nicht gleich überall ausstellen.

So sehr mir die »Fashion Victims« (was für ein Wort!) leidtun, die sich ohne Make-up nicht auf die Straße trauen, so wenig erschließt sich mir die Gleichung »geschminkt = dumm und oberflächlich«. Bei einigen meiner Bekannten höre ich zwischen den Zeilen: »Meine Güte, bist du denn immer noch so eitel? Hat dich denn nicht einmal der Krebs zur Vernunft gebracht?« Gerade das finde ich ziemlich oberflächlich. Diese Menschen tun so, als würde sich die Schminke zwangsläufig ins Hirn fressen, als könne man von der Farbe der Augenlider auf das geistige Vermögen schließen oder als müssten alle Kranken gefälligst ausschließlich Leidensmienen und gedeckte Töne tragen. Nein, ich zähle mich noch zu den Lebenden, deshalb will ich auch so aussehen wie sie.

Meine Devise ist auch hier: möglich machen, was möglich ist! Sich andererseits nicht grämen, wenn man an seine Grenzen stößt. Und sich ganz sicher nicht in seiner Freiheit einschränken lassen, nur weil man von irgendeiner »Schönheits- und Gesundheitsnorm« abweicht.

Ich kann nicht mehr aussehen wie eine kerngesunde Zwanzigjährige. Das muss ich akzeptieren. Die Modelverträge kriegen jetzt andere. Ich gönne sie ihnen. Und lote meine eigenen Möglichkeiten aus, mit Geduld und mit Freude an jeder kleinen Verbesserung.

Für mich sind diese Momente wichtig, in denen ich meinen Körper hege und pflege und lerne, ihn nicht mehr als etwas Fremdes oder gar Bedrohliches zu empfinden. In diesen Momenten bin ich ganz bei mir und schöpfe Kraft. Ich setze mich nach all den Strapazen wieder zusammen, erinnere mich daran, dass mein Körper mehr ist als nur ein Lieferant für erschreckende Röntgenbilder. Ich fühle mich wieder als Einheit. Was daran oberflächlich sein soll, darüber mögen andere sich den Kopf zerbrechen.

Und es hat einen praktischen Nebeneffekt: Chemotherapie, Bestrahlungen, Narkosen und so weiter hinterlassen eine sehr trockene, anfällige Haut. Tägliches, gründliches Eincremen ist daher absolute Pflicht. Da mir diese Rituale inzwischen wieder leichtfallen und sogar angenehm sind, laufe ich nicht Gefahr, sie zu vergessen und mir etwa noch durch reine Nachlässigkeit Entzündungen einzuhandeln.

Sicher ist aber die kosmetische Seite auch eine Frage der Gewohnheit und des Temperaments. Wenn ich als Heilbegleiterin wusste, dass einer meiner Schützlinge sich nie viel aus seinem Äußeren gemacht hat, wäre ich die Letzte gewesen, die ihn oder sie zum Stilberater geschleppt hätte (es sei denn, sie selbst kamen auf die Idee, weil sie jetzt doch einmal die Rolle des selbstbewussten, körperbetonten Menschen ausprobieren wollten). In gewis-

177

ser Hinsicht ist es vergleichbar mit dem Einrichten und Pflegen der Wohnung: Manche legen größten Wert darauf, übertreiben es vielleicht sogar, andere zimmern sich irgendetwas zusammen, was einigermaßen praktisch ist, nicht weiter auffällt und möglichst selten geputzt wird.

Aber auch diese Letztgenannten kennen, sofern sie nicht psychisch krank sind, einen Punkt, an dem Provisorien und Unordnung ihnen selbst aufs Gemüt schlagen. Auch sie ersetzen irgendwann den Campingtisch durch einen richtigen Schreibtisch und nehmen den Staubsauger zur Hand, wenn es ihnen über wird. Und sobald Gäste kommen, ist es sowieso vorbei mit der Pizza aus Pappkartons. Das ist (zumindest unter Erwachsenen) schon eine Frage der Höflichkeit.

Einen solchen Umkehrpunkt, eine Untergrenze dessen, was man an sich selbst akzeptiert, sollte es auch bei der eigenen Erscheinung geben. Nicht etwa, um irgendwelchen Normen gerecht zu werden, sondern weil alles andere selbstschädigend sein kann. Sich so zu akzeptieren, wie man ist, bedeutet auch: sich nicht gehen zu lassen und sich nicht hässlicher zu machen als man ist. Das gute Gefühl, das man in einer frisch geputzten, aufgeräumten Wohnung empfindet, kann man sich auch beim Blick in den Spiegel verschaffen.

Hinzu kommt eben, dass man in Bezug auf die eigene Erscheinung sozusagen immer Gäste hat. Und wollen wir denen wirklich schon an der Tür durch unsere Kleidung und Ausstrahlung signalisieren: »Schau mich nicht an, bin eigentlich gar nicht hier, lass es uns kurz machen, was guckst du so, lass mich in Ruhe«? Wie sollen sich meine Gäste bei mir wohl fühlen, wenn ich es selbst nicht schaffe? Zumal sie ja über meine Erscheinung nicht hinwegsehen können. Ich kann den Spiegeln notfalls ausweichen – meine Gesprächspartner dagegen müssen mich so nehmen, wie ich ihnen gegenübertrete.

Die Grenzen sind da natürlich individuell enger oder weiter und darüber steht niemandem ein Urteil zu. Aber man sollte sich selbst den Gefallen tun und die eigene Grenze nicht allzu oft unterschreiten. Werden Sie nicht zum »Selbstbild-Messie«!

Ein paar meiner Schützlinge haben die Aufforderung, sich niemals an den Rand drängen zu lassen, offenbar in den falschen Hals gekriegt. Nach und nach legten sie sich etwas zu, das ich leider als »Mitleidsmaskerade« bezeichnen muss. Ihnen konnten die Augenringe gar nicht tief, das Haar nicht struppig, die Ausstrahlung nicht trist genug sein. Und, das muss ich zugeben: Gemessen an ihrem etwas seltsamen Ziel, hatten sie geradezu überwältigenden Erfolg. Mitleid erregten sie, wo immer sie auftraten.

Jedes Mal, wenn ich versuchte, diesen Punkt behutsam anzusprechen, hieß es in einer Mischung aus Wut und Verzweiflung: »Ja, da müssen die durch, die Gesunden und Schönen, das müssen die schon aushalten! Soll doch jeder sehen, wie dreckig es mir geht!« Eine solche Einstellung lässt sich erklären, ich will auch nicht darüber urteilen, für mich zählt in diesem Zusammenhang nur eine einzige Frage: Ist sie für den Kranken hilfreich oder schädlich?

Was will man denn anfangen mit all dem Mitleid? Warum ist man so erpicht darauf? Ich hatte jedenfalls nicht den Eindruck, dass diese Patienten sich einen Gefallen damit taten, ihre Makel auszustellen. Im Gegenteil, sie erniedrigten sich zusätzlich und erstarrten in einer unsinnigen Trotzhaltung. Entsprechend fielen auch die Reaktionen ihrer Umgebung aus: Mitleid ja, aber nichts weiter. Nur noch Rat- und Hilflosigkeit und oft der deutliche Wunsch, sich abzuwenden. Das konnte man ihnen nicht einmal übel nehmen. Wie sollten sie jemandem helfen, der partout signalisierte, dass ihm nicht zu helfen war?

Nein, so kann das nichts werden mit den Kranken in der Mitte der Gesellschaft. Den anderen mit der Perücke vor der Nase herumwedeln – damit schüren wir die Konflikte zusätzlich, rufen Widerstand noch bei den Aufgeschlossensten hervor und schaden am Ende nur uns selbst.

Sich zeigen? Auf jeden Fall! Aber bitte von der schönsten Seite! Und ohne unterschwelligen Vorwurf an die Gesunden! Wer sich in seiner Haut wieder wohl fühlen will, der muss diese Haut auch pflegen. Und wer es tut, kann ganz sicher mit positiven Reaktionen seiner Mitmenschen rechnen. Auch sie werden entspannter und freundlicher, wenn wir sie nicht zum Hinsehen »zwingen«, sondern es ihnen von Anfang an erleichtern.

Und falls dann, bildlich gesprochen, die Perücke doch mal runterrutscht: halb so schlimm! Denn wir haben ja getan, was wir tun konnten. Mehr kann niemand von uns erwarten. Je selbstverständlicher wir mit den übrigen Mängeln umgehen, desto einfacher wird es für unsere Mitmenschen. Oft ist es ja reine Unsicherheit, was sie daran hindert, uns angemessen zu begegnen. Helfen wir ihnen doch darüber hinweg, indem wir es ihnen vormachen. Wer dann immer noch ein Problem mit unserm Äußeren hat, bei dem können wir sicher sein: Es liegt an ihm.

Ich jedenfalls will im Spiegel eine gepflegte Frau sehen! Kein Häufchen Elend, das irgendwie durch den Tag schlurft und sich vor jedem Blick verstecken muss. Und wenn ich mich in die Öffentlichkeit wage, dann nicht aus Trotz, sondern aus Lebensfreude. Weil ich weiß, dass mir ein bisschen Gesellschaft guttun wird.

Ein entscheidender Wendepunkt war es, als ich das Abmagern nicht mehr als langsames Verschwinden sah, sondern umdeutete. War es nicht vielleicht ein Konzentrationsprozess? Oder wäre es nicht zumindest hilfreich, es so zu sehen? Ich versuchte es einfach. Ich sah in den Spiegel und sagte mir: Na, das, was jetzt noch da ist, das muss ziemlich zäh sein. Das ist die Essenz, und die wird bleiben. Ich beschloss, mich nicht auf das zu versteifen, was nicht mehr da war, sondern mich allein dem zu widmen, was ganz offensichtlich weiterleben wollte. Und das hatte es nach all den Torturen doch wirklich verdient, beachtet und umsorgt zu werden.

So kurz mein Schopf auch momentan sein mag: Er reicht immer noch, um mich aus dem Sumpf zu ziehen.

Übrigens: Ist Ihnen schon mal aufgefallen, dass Krebskranke oft viel klarere Gesichtszüge haben als andere Menschen? Da ist nichts Verhuschtes, nichts Ausweichendes mehr. Es gibt ja auch meistens keinen Vorhang aus Haaren mehr, hinter dem man sich verstecken könnte. Da schaut einen ein Mensch in aller Offenheit an. Und man sieht, es ist einer, der nicht wie so viele gedankenlos und gleichgültig vor sich hindümpelt. Da hat einer das Leben bis an seine Grenzen kennengelernt und macht sich und seinem Gegenüber nichts mehr vor. Die Lektion war unfreiwillig und trotzdem hat sie ihn in der Entwicklung seiner Persönlichkeit an einen Punkt gebracht, den viele andere in achtzig gesunden Jahren nicht erreichen. Manchmal habe ich bei meinen Schützlingen gedacht: Sieh mal an, da kommt erst jetzt der Mensch in seiner ganzen Größe zum Vorschein!

Raus aus der Opferrolle! Das Leben mit der Krankheit selbst in die Hand nehmen

... sollte dieses letzte Kapitel ursprünglich heißen. Und, ich gebe es zu, der Appell war auch an mich selbst gerichtet. Schließlich habe ich dieses Buch nicht nur geschrieben, weil ich hoffte, dass meine Erfahrungen, Irrtümer und Triumphe vielleicht auch für Sie nützlich sein könnten, sondern dabei auch ein bisschen an mich selbst gedacht. Ich wollte diesen ganzen Wust von Krankheit und seelischer Belastung, von Verzweiflung, Hoffnung und Selbstbetrug für mich ordnen, die Irrwege wenigstens einmal überblicken anstatt mich immer nur darüber zu ärgern, wie lange ich auf ihnen herumgestolpert bin. Selbst wenn ich damit rechnen musste, die Früchte meiner Persönlichkeitsarbeit nicht mehr ernten zu können. Und – das ist ja das Verrückte – ich wusste meistens, was richtig war, auch in den Phasen, in denen ich genau das Gegenteil tat. Ich hatte ja meine zuverlässige innere Stimme, nur habe ich ihr nicht immer Gehör verschafft. Insofern hat mich das Schreiben ein ganzes Stück weitergebracht. Jetzt stand es alles schwarz auf weiß da, und all die guten Ratschläge, die mir so leicht aus der Feder geflossen waren, richteten sich genauso an mich selbst wie an meine Leser. Sie riefen nach praktischer Umsetzung, auch in meinem eigenen Leben. Manche haben sich als unsinnig oder nicht praktikabel erwiesen und sind Ihnen deshalb gar nicht unter die Augen gekommen. Das ist der gewaltige Unterschied zwischen der Heilbegleitung und dem »Selbsttest«: In diesem Buch steht nur noch das, was sich für mich persönlich bewährt hat.

Natürlich bin ich an meinen eigenen Ansprüchen auch immer mal wieder gescheitert. An meinem Ziel, gesund zu werden, habe ich dennoch festgehalten. Ich wusste nicht, ob ich es erreichen würde, lange Zeit sprach wirklich alles dagegen, aber ich hoffte es immer. Und ich wusste zumindest eins: dass ich, selbst wenn ich das Ziel verfehlen sollte, mit der Persönlichkeitsarbeit auf dem richtigen Weg war. Im schlimmsten Fall würde es eben der Weg zu einem besseren Sterben sein.

Wenn ich schon sterben sollte, dann wollte ich mich wenigstens nicht aus dem Leben davonstehlen. Ich bin ein Mensch, und daran habe ich lange genug gearbeitet, also will ich auch als solcher sterben. Nicht als ein Häufchen Elend, das sich nur noch wegduckt und zittert, bis endlich der finale Schlag kommt.

Noch mehr Angst als vor dem Sterben an sich hatte ich immer vor einem Sterben im Zustand der Illusion. Ich glaube nicht, dass sich Illusionen wirklich bis zum letzten Atemzug aufrechterhalten lassen. Das Entsetzen im Gesicht mancher Sterbender führe ich eher auf plötzlich zerfallende Täuschungen zurück als auf irgendwelche jenseitigen Visionen. Wir können uns nicht über längere Zeit selbst betrügen. Auch im Tod entkommen wir uns und unseren Schwächen nicht. An all die Spontanverwandlungen im Angesicht des Todes glaube ich nicht, jedenfalls würde ich nicht darauf bauen. Wir sterben als die, die wir sind – wie sollte es anders sein? Schon deshalb müssen wir lernen, besser mit uns umzugehen.

Einige meiner Schützlinge haben mir erklärt, sie seien zwar im Moment sehr im Unreinen mit sich, es werde sich aber bestimmt in ihrer Sterbestunde legen, da würden sie dann alles viel klarer und ruhiger sehen, das wisse man doch. Das halte ich für einen falschen, sogar gefährlichen Trost. Ein bisschen erinnert es an die bedauernswerten Rentner, die ein Leben lang ihr eigentliches Leben aufgeschoben haben und mit Mitte sechzig dann nicht mehr wissen, wie man das eigentlich macht: leben. Deshalb habe ich

»meinen« Krebspatienten geantwortet: »Sie haben ja offensichtlich schon eine Vorstellung davon, wie Sie lieber sein möchten – warum dann nicht gleich anfangen, so zu werden?«

Seit dem Tag der Diagnose wusste ich: Wenn ich überhaupt eine Chance habe, dann bin ich selbst diese Chance. Natürlich gab es gute, schlechte und unseriöse Heilmethoden, natürlich waren auch von den guten manche für mich und meine Krankheit geeigneter als andere. Aber selbst die besten hätten mir nicht helfen können, wenn ich mich nicht wieder und wieder aufgerafft hätte. Ich habe einmal grundsätzlich die Entscheidung fürs Leben getroffen und sie dann Tag für Tag wieder bestätigt.

Jetzt, im Februar 2013, hat sich das Leben endlich auch für mich entschieden. Es ist ungeheuerlich und kommt derart plötzlich, dass ich es selbst kaum fassen kann: Ich bin so gut wie geheilt. Ich breite die Arme aus, umklammere dieses hart erarbeitete Geschenk, befühle es von allen Seiten und weiß nur eins: Das lass ich nicht mehr los.

Vor einer Woche fuhr ich zu Dr. Kleef nach Wien, um wieder einmal eine lange Reihe von Untersuchungen über mich ergehen zu lassen. Ich hatte Angst davor. Nicht nur, weil ich bei solchen Gelegenheiten allzu oft die bösesten Überraschungen erlebt habe, auch einfach wegen der Anstrengung. Hoffnung war sicher nicht das dominierende Gefühl, als ich in den Zug stieg. Eher war es ein mühsam errungener, geradezu trotziger Mut. »Jetzt kann ich doch nicht aufgeben«, dachte ich und: »Besser, ich weiß wenigstens, was los ist.« Das macht immerhin den Unterschied zwischen unkontrollierbarer Panik und beherrschbarer Angst aus.

Und dann das! Ein kleiner Streifen Tumorgewebe in der Brust, ein winziger Rest in einem Lymphknoten, beides inaktiv. Und ansonsten: alles weg! Fast zwei Jahre nach der Diagnose die zweite Ungeheuerlichkeit. Ich hatte mir diesen Moment oft vorgestellt, ganz real und ganz bewusst. Damit er kommen konnte. Als er da war, konnte ich es nicht glauben. »Liebe Frau Urban, was soll ich sagen … Totalremission.« Dr. Kleef strahlte mich an. Und wieder dachte ich, es könne einfach nicht von mir die Rede sein. Ich starrte die Bilder an und glaubte an eine Verwechslung. »Frau Urban, verstehen Sie? Wir können von einer Selbstheilung sprechen.« Da weinte ich. Weinen ist kein Ausdruck, ich zerfloss vor Freude.

Jetzt bin ich wieder zu Hause. In jeder Hinsicht. Ich schwebe durch die Wohnung, lasse keinen Spiegel mehr aus und denke jedes Mal: »Da bist du ja wieder! Willkommen in deinem alten, neuen, herrlichen Leben!« Beim Einschlafen erinnere ich mich ab und zu an dieses seltsame Wort, in dem die Botschaft daherkam: »Totalremission«. Eigentlich ist es ziemlich gut, es enthält alles. Ja, ich bin dabei, den Krebs zurückzuschicken. Und das geht natürlich nur mit sehr viel Überzeugungsarbeit. Von sich aus hätte der nicht umgedreht. Er, der sich schon so sehr ausgebreitet hatte. Auf einen Verdrängungskampf sollte man sich auch besser nicht einlassen, wenn der »Gegner« Teil des eigenen Körpers ist. Nein, da hilft nur Beharrlichkeit, und offenbar hatte ich am Ende doch die besseren Argumente. Tatsächlich, er hat seine Metastasen zurückgenommen und ist fast weg. Wir werden uns in Frieden trennen. Fast täglich merke ich, wie die Anspannung nachlässt.

Gekommen ist er wie ein ungebetener Gast. Einer, der plötzlich in der Wohnung hockt und einem die Pistole auf die Brust setzt. Der fragt: »Und, was kannst du vorbringen, damit ich dich am Leben lasse? Was macht dein Leben so erhaltenswert? Oder möchtest du vielleicht insgeheim sogar, dass ich …?« Das sind nicht unbedingt die Fragen, auf die man vorbereitet ist. Man versucht, diesen unglaublichen Kerl niederzuringen, rauszuschmeißen, auszutricksen – keine Chance. Auch die ganzen Bestrahlungen und Therapien machen ihm den Aufenthalt in der Wohnung höchstens für eine Weile etwas unangenehmer. Vertreiben lässt er sich von so etwas nicht, solange seine Fragen noch unbeantwortet sind. Dann begreift man: Ich muss mich darauf einlassen, ich

185

muss diese verfluchten Fragen überzeugend beantworten. Und während man über sie nachdenkt, merkt man: So verkehrt sind sie nicht. Eigentlich seltsam, dass ich nie selbst auf sie gekommen bin. Da er nun einmal dort hockt, stellt man irgendwann auch die Gegenfrage: Warum bist du gerade bei mir eingebrochen? Und erfährt vielleicht, dass man eine Tür offen gelassen hat. Man lebt jetzt, notgedrungen, mit ihm zusammen. Er ist so penetrant, dass man manchmal wirklich alles hinschmeißen möchte. Ihm die Wohnung überlassen, das Feld räumen. Aber dann denkt man sich: Das ist doch mein Zuhause, das hab ich mir über all die Jahre so mühsam eingerichtet, gehegt, gepflegt ... und jetzt soll ich zusehen, wie ich hier langsam an die Wand gedrängt werde? Das kommt doch überhaupt nicht infrage! Also weiter nach einer Antwort suchen. Und plötzlich sagt er: Ach so, ja wenn das so ist! Hätte ich das gleich gewusst ... Man verabschiedet sich, ist erschöpft, heilfroh, dass man diese Begegnung überlebt hat, und weiß doch, dass sie das ganze zukünftige Leben prägen wird. Positiv prägen.

Noch ist meine Mission allerdings nicht zu Ende. Es gibt immer noch einiges zu tun. Der Krebs ist entschlossen zu gehen, das ist die Hauptsache, aber ich muss ihm ein bisschen beim Packen helfen. Die Aufgabe besteht jetzt vor allem darin, den ungeheuren Mut, der mir soeben zugewachsen ist, nicht in Übermut kippen zu lassen. Da habe ich schon schwierigere Dinge geschafft.

Ich lese mein Buch wieder und stolpere über jeden Konjunktiv. »Falls ich es überleben sollte, würde ich« habe ich mehrmals geschrieben. Es ist ein herrliches Gefühl, dass dort jetzt eigentlich überall der Indikativ hingehört: »Ich werde!« Aber auch den Anfang dieser Sätze will ich nicht vergessen: »Da ich es überlebt habe ...« muss es jetzt heißen. Diese »Herkunft« meines zweiten Lebens wird es noch wertvoller machen.

Nach all der Mühe ist die Erntezeit doch noch gekommen. Und ich werde jeden Tag mit einer großen Kiepe auf der Leiter stehen. Bis wirklich einmal nichts mehr da ist. Aber das hat noch viel Zeit.

Ich habe ja schon angedeutet, wie oft ich bereits »eigentlich schon tot« war. Und erst recht noch viel toter, wenn ich mich nicht sofort dieser oder jener Operation unterziehen würde ... Wie froh bin ich, dass ich mich davon nicht habe beirren lassen! Das wäre tatsächlich mein sicherer Tod gewesen.

Jetzt drehe ich meine Runden, besuche Freunde, Verwandte, Ärzte. Sie nehmen mich herzlich auf, können aber ihr Staunen nicht verhehlen. Ich komme mir vor wie eine Erscheinung. Wenn sie ihre umständlichen, tastenden Fragen stellen und ich unbeschwert und munter antworte: »Es geht mir gut«, dann merke ich, welche Mühe sie haben, mir zu glauben. Es stört mich nicht, im Gegenteil, es macht mir noch bewusster, dass mein Dasein auf der Welt alles andere als selbstverständlich ist. Manchmal wünschte ich, die Reaktionen würden immer so bleiben, ich würde auch in zehn Jahren noch bei jeder Begegnung daran erinnert werden, wie sehr ich für dieses Leben gekämpft habe und welche Verpflichtung, welchen Ansporn das mit sich bringt. Leider ist es eine Erkenntnis, die oft erstaunlich schnell verblasst. Sie wird überlagert vom Alltag, theoretisch ist sie noch da, aber praktisch erinnern wir uns zu selten an sie. Man bräuchte so eine Uhr wie Lichtenberg sie in seinen Sudelbüchern gefordert hat: »Eine Uhr, die ihrem Besitzer immer um Viertel zuruft Du ... um halb Du bist ... um ¾ Du bist ein ... und wenn es voll schlägt: Du bist ein Mensch.«

Die eindrucksvollste Begegnung war die mit Dr. H. Fast ein Jahr war es her, dass sich unsere Wege getrennt hatten. Keineswegs im Streit, einfach, weil ich fürchtete, die gemeinsam geplante Operation nicht zu überstehen. Er hatte mir von Herzen Glück gewünscht, wenn auch wohl mit einem leichten Kopfschütteln über das, was ich vorhatte. Und dann, wie ich später erfuhr, die Todesanzeigen gelesen. Jedes Mal war er erleichtert, wenn er meinen Namen nicht fand. Dann stand ich plötzlich vor ihm. Nicht nur lebendig, sondern so gut wie gesund. Er nahm mich in den

Arm, drückte mich, ließ mich los, um mich noch einmal genauer anschauen zu können, nahm meine Hand und strahlte. Ich musste ausführlicher berichten als jeder Weltumsegler. Der Mensch, der Arzt, der Forscher, alle gleichzeitig bestürmten mich mit Fragen. Ich antwortete so gut ich konnte. Die gentechnische Untersuchung, die Zwei-Phasen-Bestrahlung bei Dr. Notter und die Dendritische Zelltherapie, all das faszinierte Dr. H. Er schrieb mit, hakte ein, wollte einfach alles wissen. Und natürlich tat ich nichts lieber als jedes kleinste Detail zu erläutern. Nach einer Weile fragte er, ob er mich untersuchen dürfe, sich das Ganze selbst einmal anschauen. Natürlich durfte er. Ich glaube, meine nackte Brust war noch nie so stolzgeschwellt wie bei dieser Untersuchung. »Da ist ja ... ich meine, da war doch, da ist ja fast nichts mehr.« Dr. H. notierte sich die Namen aller behandelnden Ärzte und ich merkte, dass er im Geiste schon mit der Recherche anfing. Ich verabschiedete mich und versprach, ihn auf dem Laufenden zu halten. Inzwischen schickt er selbst Patienten zu Dr. Notter.

Ich wüsste nicht, was mehr Hoffnung machen könnte als ich, der ehemals »hoffnungslose Fall«. Hoffnung und Mut. Was ich bei meiner miserablen Ausgangslage hingekriegt habe, das schaffen Sie doch erst recht, oder? Denn ehrlich gesagt: Viel schlechter als meine Prognose war, kann Ihre kaum sein.

Aber – und hier fängt wieder der anstrengende Teil an – ich habe bis an den Rand meiner Kräfte um mich gerungen (und tue es immer noch, wenn auch erheblich entspannter). Mehr als einmal drohte ich unterzugehen. Teilweise aus unfassbaren Gründen. Finanziellen zum Beispiel. Das ist etwas, das ich nicht wahrhaben wollte, bis ich es am eigenen Leib erleben musste. Und das gerade in einem Moment, in dem die Chancen zur Heilung größer waren als je zuvor.

Als die Diagnosen so widersprüchlich und unsinnig wurden, ein kaum verbrämtes Tappen im Dunkeln mit unabsehbaren Konsequenzen, habe ich mein buchstäblich letztes Geld für ein Blutbild mit Vitamin-B-Status ausgegeben. Ich musste es, da inzwischen Kassenpatientin, selbst zahlen. »Gehört nicht zur Standardversorgung«, hieß es vonseiten der Krankenkassenverwaltung. Trotzdem eine gute Investition. Meine Werte sprengten die Grenzen des Messbaren. Besorgniserregend, natürlich, aber endlich ein konkreter Hinweis! Und jetzt?

Wäre ich reich gewesen, sehr reich allerdings, dann hätte ich mir jetzt den zu meinem Blutbild passenden Spezialisten einfliegen lassen. Es gibt ihn immer, für jede Erkrankung. Man muss nur an ihn herankommen.

Wäre ich eine »normale« Privatpatientin gewesen, hätte die Versicherung immerhin sofort eine PET (Positronen-Emissions-Tomografie) bezahlt und alle erdenklichen weiteren Blutanalysen.

Ich war Kassenpatientin. Folglich bekam ich »Standard«. Obwohl jeder weiß, dass »Standard« in diesem Fall tödlich ist. Ansonsten beschränkte man sich darauf, mir weiterhin bunte Broschüren mit Ernährungstipps und Entspannungskursen zu schicken. Das ist die Realität der Drei-Klassen-Onkologie in Deutschland. Wer arm ist, stirbt früher. Da helfen auch die wunderbarsten Fortschritte der Medizin keinen Schritt weiter. Sie sind verfügbar, aber eben nicht für jeden.

Ich guckte auf meinen Kontostand und musste erkennen: Es reicht nicht zum Leben. Die Hilflosigkeit, die man in diesem Moment empfindet, ist unbeschreiblich. Dann kommt die Wut. Die neigt immerhin schon dazu, in Aktivität zu münden, und ist insofern eine Verbesserung. Irgendwann setzt auch wieder der Verstand ein, der sagt: Es gibt viele Gründe zu sterben – aber diesen akzeptiere ich bestimmt nicht!

Ich bin von Pontius zu Pilatus gerannt, habe Geld zusammengekratzt, Freunde und Verwandte angebettelt (um nicht zu sagen angefleht) und Schulden angehäuft, von denen ich noch nicht genau weiß, wie ich sie abtragen soll.

Nur deshalb gibt es ein Heute. Natürlich finde ich es nicht schön, so immense Schulden zu haben. Und trotzdem bin ich froh, dass ich überhaupt die Möglichkeit hatte, welche zu machen. Es war einfach nicht der Moment, zimperlich zu sein. Ich musste mit allen Mitteln kämpfen – nicht so sehr gegen den Krebs, eher gegen die eigene Ohnmacht. Mich aus der Opferrolle befreien.

Inzwischen weiß ich zum Beispiel, dass meine Zähigkeit gegenüber der Krankenkasse richtig war. Und dass »austherapierte« Patienten weit größere Rechte haben als die meisten ahnen. Sie haben das Recht, sich auch mit ungewöhnlichen Methoden für ihr Überleben einzusetzen. Am 6. Dezember 2005 hat es das deutsche Bundesverfassungsgericht in Worte gefasst: »Es ist mit den Grundrechten nicht vereinbar, einen gesetzlich Krankenversicherten, für dessen lebensbedrohliche oder regelmäßig tödliche Krankheit eine allgemein anerkannte, medizinischem Standard entsprechende Behandlung nicht zur Verfügung steht, von der Leistung einer von ihm gewählten, ärztlich angewandten Behandlungsmethode auszuschließen, wenn eine nicht ganz entfernt liegende Aussicht auf Heilung oder eine spürbare Einwirkung auf den Krankheitsverlauf besteht.« Dieses Urteil sollte eigentlich goldgerahmt in jedem Wartezimmer hängen. Es kann Leben retten. Als ich selbst meinen Widerspruch einlegte gegen die Ablehnung der Kasse, wusste ich noch gar nicht, wie berechtigt er war. Gerade mit der »nicht ganz entfernt liegende[n] Aussicht auf Heilung« eröffnen die Richter den Patienten einen großen Handlungsspielraum. Nur muss man ihn kennen und konsequent nutzen.

Mit der Behandlung bei Dr. Kleef und Dr. Notter habe ich es getan. Und nach ganz kurzer Zeit war »die Aussicht auf Heilung« nicht mehr nur »nicht ganz entfernt«, sie war zum Greifen nah. Für diese Chance bin ich unendlich dankbar. Bedrückend finde ich es allerdings, wie viele Patienten sie nicht nutzen, aus reiner Unwissenheit. Sie geben zu früh auf. Weil die Krankenkassenverwaltung in vielen Bereichen haarsträubend ist, nehmen sie an, dass es in allen so sei.

Man kann über den Zustand des Gesundheitswesens schimpfen. Man kann es gar nicht laut genug tun. Wir, die ihn hautnah zu spüren bekommen, haben sogar die Pflicht, unsere Erfahrungen mit denen zu teilen, die sich nicht vorstellen können, was im Medizinbetrieb alles schiefläuft. Und mit denen, die in allem Unwissen Entscheidungen darüber treffen. Wir sollten als Allererste aufschreien, wenn es wieder einmal heißt: »Keine neuen Hüftgelenke ab achtzig!«

Aber beim Schreien darf es nicht bleiben. Sonst werden wir zermahlen im Räderwerk der Medizinbürokratie und Apparatemedizin. Als Krebspatient muss man jeden Tag von Neuem für die eigene Würde und das eigene Leben kämpfen.

Es nützt zum Beispiel nichts, nur darüber zu klagen, dass die Ärzte keine Zeit für vernünftige Gespräche haben. Dass sie von uns erwarten (müssen), schnell an den dafür vorgesehenen Stellen zu nicken und zu unterschreiben, damit ihr Heilungsprozedere möglichst »ungestört« vom unberechenbaren Faktor »Patient« ablaufen kann. Es ist eine Schande, und langfristig betrachtet muss es geändert werden, im Sinne aller Beteiligten.

Sollte ich geheilt werden, steht eines fest: Ich werde einen Großteil meiner neu errungenen Lebenszeit dafür verwenden, dass sich hier etwas bewegt. Nie wieder möchte ich voller Sorge die Nummer eines Arztes wählen, nur um dann von einem Anrufbeantworter zu hören: »Sind Sie privat versichert, drücken Sie bitte die Eins – alle anderen drücken die Zwei.«

Aber in dem Moment, in dem Sie als Schwerstkranker in die Klinik eingeliefert werden, sind Ihre Möglichkeiten begrenzt. Sie können den Arzt, der sich ja seinerseits nach einer Zwölfstundenschicht kaum noch auf den Beinen halten kann und der weiß, es kommen noch mindestens zwei Überstunden auf ihn zu, nicht festbinden.

Das ist einer der vielen Gründe, warum man sich auf diese paar Minuten, die der Arzt hat, so gut wie möglich vorbereiten muss. Warum man seine Befunde kennen muss. Das wird ihn

191

erst einmal verblüffen, weil eben die meisten Patienten schon aufgegeben haben, seine gewohnte Rhetorik wird ins Stocken geraten, aber im zweiten Moment wird er oft schon froh sein, dass er sich all die hohlen Formeln sparen und wirklich mit Ihnen reden kann.

Sie selbst müssen für sich einstehen, sonst geraten Sie unter die Räder. Gerade in großen Kliniken sind die Ärzte es gewohnt, unmündige Opfer vor sich zu haben. Oder sich das aus praktischen Gründen zumindest einzureden. Zeigen Sie ihnen, dass es nicht so ist.

An einem solchen Scheideweg stand ich zum Beispiel Mitte 2012. Von allen Seiten hieß es »eine Operation ist unumgänglich« und, fast im selben Atemzug, »in Ihrem Zustand unmöglich«. Ich war beinahe am Ende meiner Kräfte, aber ich wollte zumindest sichergehen, dass ich alle Möglichkeiten ausgeschöpft hatte.

An diesem denkwürdigen Mittwoch im Mai 2012 war meine Haut stark gerötet. Seit einigen Tagen schon. Ohne dass mir irgendjemand schlüssig hätte erklären können, weshalb. In einer solchen Verfassung fuhren wir zu einer weiteren Untersuchung. Ich war sie so leid, all diese Spekulationen, all diese zermürbenden diagnostischen Prozeduren, all dieses Bangen und Warten. Wolfgang war gereizt, überfordert, ich ebenso, und wir reizten uns noch gegenseitig. Im Wartezimmer herrschte Schweigen.

Endlich: Frau Professor H., die ich bereits kannte, bat mich, ihr zu folgen. Mein Herz raste. Ich versuchte, selbstbewusst und gelassen zu wirken, aber es kostete viel Mühe. Das Behandlungszimmer, in das ich geführt wurde, machte es nicht leichter. Außer einem gynäkologischen Stuhl gab es keine Sitzgelegenheit. Absurd. Dr. D. kam dazu, ein erfahrener Chirurg, etwa in meinem Alter. Die Begrüßung war freundlich, die Untersuchung kurz. Nach einem prüfenden Blick auf meine Haut und dem Abtasten der Brust schaute Dr. D. fragend zu Frau Professor H. Er bat sie um ein Gespräch unter vier Augen. Schon waren sie weg. Das Zimmer begann, zu schwanken. Der Behandlungsstuhl war plötzlich riesig. Ich sah meinen Mann hin- und herlaufen, die zwei Schritte, die in diesem Raum möglich sind, ich hörte ihn sprechen, sein Ton klang kritisch, aber seine Worte drangen nicht zu mir durch. Es war, als wäre ich gar nicht da, als liefe das alles ohne mich ab. Mir war übel. Ich bat um einen Hocker und wartete, nicht ergeben, eher gedankenleer. In der letzten Zeit hatte ich so viele mögliche Varianten durchdacht, jetzt schien keine mehr übrig zu sein. Es dauerte lange, bis die Ärzte zurückkamen. Dr. D., dem sympathischen Chirurgen, fiel es nicht leicht, mir zu erklären, dass auch er in dieser Situation keine Möglichkeit sah, im Gesunden zu operieren. Und dass alles andere keinen Sinn hätte. Reflexartig schaute ich zu Frau Professor H. Mit gesenktem Blick bestätigte sie Dr. D.s Ansicht. Nach einer kurzen Pause sprach sie von einer Umstellung der Therapie. Da erwachten meine Lebensgeister. Umstellung? Hörte ich richtig? Nach fünf Zyklen der »wirksamsten Chemotherapie«? Ich hatte tapfer gekämpft. Nach dem PET-Befund sprachen die Ärzte von einer erfolgreichen Therapie. Sicher, Krankheiten entwickeln sich auf unvorhergesehene Weise, Befunde können falsch interpretiert werden, sicher, es ist nicht leicht, Ärzten zu widersprechen. Aber wenn sie selbst es taten und wenn der Widerspruch so offensichtlich war wie hier, sollte man auch als Patient aufwachen.

Mein Ton war freundlich, meine Aussage deutlich: Ich bestehe darauf, dass Biopsien entnommen werden. Wie sonst kann man wissen, ob die Rötung der Haut und die Knoten nicht noch ganz andere Ursachen haben?

Inzwischen weiß ich: Meine Beharrlichkeit hat mir das Leben gerettet. Hätte ich in diesem Moment nicht eingegriffen, gäbe es mich heute nicht mehr. Allerdings war es alles andere als leicht, meine Interessen auch durchzusetzen.

Eine Stunde später saß ich vor Frau Dr. W., auf einer Liege im OP-Bereich, mit freiem Oberkörper, die Perücke lag neben mir. Nackter kann man sich nicht fühlen. Frau Dr. W. begutachtete

193

den Fall und erklärte dann in einem Ton, der jeden Gedanken an Widerspruch lächerlich erscheinen ließ: »Hier entnehme ich keine Biopsie. Wir wissen doch alle, was hier los ist.« – »Sie spricht von meinem Körper wie von einem verseuchten Gelände«, dachte ich. »Wie ein Experte für Minenräumung, der an seine Grenzen stößt, und sich weigert, ein solches Feld auch nur zu betreten.« Dass dieses Gelände gleichzeitig ein Körper ist und in und mit diesem Körper ein Mensch lebt, nämlich ich, das schien in ihrem Denken nicht vorzukommen. Vielleicht tat ich ihr auch unrecht, vielleicht wollte sie mich sogar schonen, mir schmerzhafte Untersuchungen, die sie für überflüssig hielt, ersparen – ihre Art, das durchzusetzen, war jedenfalls befremdlich. Es reizte mich ungeheuer, ganz genau hier und jetzt all meinen Ärztefrust abzuladen, ihr klarzumachen, dass »wir« eben offensichtlich nicht alle wissen, »was hier los ist«, dass ich nicht bei ihr wäre, wenn wir das alle wüssten, und dass sie mir gefälligst in die Augen schauen sollte, wenn sie mit mir sprach.

Das war ein Moment, in dem ich um alles gleichzeitig kämpfte: um mein Überleben und ebenso um meine Würde als Mensch. Um mich, um Wolfgang, um meine Sexualität, um meine Selbstachtung.

Während ich noch an meiner Tirade feilte, kam Hilfe von unerwarteter Seite. Dr. W. telefonierte inzwischen mit Frau Professor H. – und staunend hörte ich, wie man sich darauf einigte, zumindest eine Biopsie zu machen. Ich drehte mich auf die Seite, Frau Dr. W. spritzte eine bestimmte Stelle unter der Achsel ein und legte los. Wahnsinnige Schmerzen. Schon nach ein paar Minuten wünschte ich mir eine Flasche Whisky und ein Stück Holz zum Draufbeißen, wie bei den Cowboys im Film. Ein Weinkrampf schüttelte mich. Das war zu viel. Frau Dr. W. schnitt und nähte weiter. Nach 15 Minuten war es vorbei. Ich fiel eher von der Liege, als dass ich aufstand. Ich wusste kaum noch, wie ich einen Fuß vor den anderen setzen sollte. Wolfgang, der mir während dieser Tortur die Beine festgehalten hatte, stützte mich jetzt und gab mir meine Perücke. Frau Dr. W. rief uns hinterher: »Den Befund erhalten Sie bis Montag.« »Nach Hause«, dachte ich, »nur noch nach Hause.«

Während der Rückfahrt wusste ich kaum noch, wie ich diese Tortur überstanden hatte. Aber ein kleines bisschen Stolz spürte ich auch. Dass ich trotz allem nicht abgebrochen und aufgegeben hatte. Eine Entscheidung im letzten Moment ausgehebelt hatte, die eigentlich schon gefallen war. Es gewagt hatte, der geballten Ärztevernunft und -macht zu widersprechen. Weil ich mich nicht mit der Opferrolle abgefunden hatte.

Leider ist auch das keine Entscheidung, die man ein für alle Mal trifft. Man muss sie sich andauernd neu erarbeiten und gegen alle Widerstände bekräftigen. Vor allem gegen die eigene Angst. Zu Hause wurde diese Angst unerträglich. Ich war allein mit ihr. Am liebsten hätte ich mich nur noch versteckt. Vor der Krankheit, vor den Ärzten, vor allem. Ich zog alles wieder in Zweifel, jede Entscheidung, jeden Fortschritt. Da war einfach nichts mehr. Dann, in einem glücklichen Moment, erkenne ich, wie gefährlich diese Denkweise ist. Dass ich diesen Teufelskreis der Selbstaufgabe sofort unterbrechen muss. Ich brauche echte Gewissheit. Ich brauche einen Termin beim Radiologen. Schon am nächsten Tag wurde ich zur MRT in die Röhre geschoben. Trotz der Kopfhörer war der Lärm erheblich. Ich verband mich mit dem Rhythmus der Geräusche. Eine gute Methode, in dieser misslichen Lage absolut stillzuhalten. Nach einiger Zeit fühlte ich, wie das Kontrastmittel durch die Vene floss und sich in meinem Körper ausbreitete. Und ich spürte, wie mein Mann mir die Füße streichelte. In Gedanken sprach ich ein Mantra. Mein Atem ging gleichmäßig. »Nein«, dachte ich, »auch Untersuchungen, die von Haus aus unangenehm sind, müssen nicht grausam werden.«

Die Ergebnisse dieser zweiten Untersuchung waren alles andere als erfreulich. Zum ersten Mal überblickte ich wirklich das ganze Ausmaß meiner Krankheit. Aber gerade deshalb markierten sie auch einen Richtungswechsel. Zurück ins Leben.

195

Von einer Heilung war ich zu diesem Zeitpunkt noch weit entfernt. Ich hatte nur gerade die Bedingungen dafür geschaffen. Die Möglichkeit endlich wieder zugelassen. Eine Garantie war nirgends zu bekommen, aber die Chance, gesund zu werden, die hatte ich mir selbst gegeben.

Fast schon ironisch ist es, dass sich jetzt, beinahe zwei Jahre nach der ersten Diagnose und nach etlichen Umwegen, auch die wissenschaftlichen Grundlagen meiner Heilung zunehmend aufklären. Ich nehme inzwischen an einer Studie Prof. B.s teil und sie fördert Erstaunliches zutage.

Das eingefrorene Tumorgewebe wurde analysiert und daraus eine Art »Fingerabdruck« des Tumors erstellt (Genchip-Analyse). So wissen die Ärzte endlich, womit sie es zu tun haben und wie man genau diese Art des Krebses gezielt behandeln kann. In meinem Fall zeigten die Tumorzellen sechsundzwanzig DNA-Brüche und vor allem: sehr spezielle Überexpressionen. Solche Erkenntnisse schreiben recht klar den Weg der Behandlung vor, denn sie geben sehr gute Hinweise, welche Medikamente und Therapien überhaupt wirken können. Hätte ich sie zum Beispiel früher gehabt, wäre die Chemotherapie für mich gar nicht infrage gekommen. Die Gene hätten den Ärzten deutlich gezeigt, weshalb diese Therapieform aussichtslos sein musste. Unübersehbar war die Überexpression bei den Genen, die in der Angiogenese eine Rolle spielen. Das heißt, mein Tumor baute sich verstärkt ein eigenes System von Blutgefäßen auf. Bei Inflammatorischem Brustkrebs hatte man so etwas zuvor noch nie beobachtet. Aber es erklärt die hohe Aggressivität und das schnelle Wachstum. Dieser Tumor verhielt sich eher wie ein Angiosarkom. Und damit ist auch klar, dass die herkömmliche Chemotherapie wirkungslos bleiben musste (abgesehen von den Nebenwirkungen, unter denen ich heute noch leide). Sarkome können normalerweise nur operiert werden. Es hat jetzt keinen Sinn, mich darüber zu grämen, wie spät mir diese Erkenntnis zuteilwurde. Vielmehr bin

196

ich froh, dass ich es überhaupt weiß. So ist meine Heilung kein Rätsel mehr, nichts, was vielleicht auf tönernen Füßen steht, sondern sogar wissenschaftlich betrachtet durch und durch logisch.

Geradezu überwältigend ist die Tatsache, dass all dieses Wissen nicht nur auf dem Papier bleiben muss, sondern dass es sogar eine Möglichkeit gibt, sie dem Körper »mitzuteilen«: die Dendritische Zelltherapie. Denn das ist ja eine der grundlegenden Schwierigkeiten in der Therapie – dass unser Immunsystem zwar unermüdlich kämpft, aber keine Information hat, gegen wen. Krebszellen benutzen eine Art Tarnkappe, die sie für die Immunabwehr unsichtbar macht. Die Dendritische Zelltherapie hebelt genau diesen Mechanismus aus. In einem sehr aufwendigen Verfahren werden Botenzellen aus dem Blut der Patienten herausgefiltert. Anschließend vermehrt man sie und »lädt sie auf« mit tumoreigenen Antigenen. Diese körpereigenen, derart »geimpften« Dendriten werden dem Patienten dann wieder zurückgespritzt. Im Körper angekommen, geben sie die neue Information an die kämpfenden Zellen des Immunsystems weiter – so wird die Abwehr endlich »organisiert« und kann gezielt gegen den Tumor vorgehen. Auch diese Behandlung habe ich inzwischen hinter mir und sie hat mir sehr gutgetan.

Das alles bestärkt mich auf dem Weg in mein neues Leben. Und es zeigt mir, wie wichtig es war, nie aufzugeben und immer weiter zu suchen, nach Therapiemöglichkeiten, nach besseren Diagnosen, nach innerer Kraft.

Wenn ich etwas von dieser Zuversicht mit meinem Buch weitergeben kann, bin ich mehr als zufrieden. Ich kenne Sie nicht. Ob Sie sich für den Tod oder für das Leben entscheiden, kann ich daher nicht wissen. In diesem Punkt wäre jeder Ratschlag vermessen. Ich kann Sie nur ermuntern, die Entscheidung bewusst zu treffen und konsequent umzusetzen. Eiern Sie nicht herum, versuchen Sie nicht, ihr auszuweichen. Es ist eine Entscheidung, die weder Aufschub noch Halbherzigkeit duldet. Und alles weitere, jeder einzelne Schritt, hängt von ihr ab. Ich habe einige Krebskranke kennengelernt, die versucht haben, sie zu umgehen. Und damit die wahrscheinlich qualvollste Art des Sterbens gewählt: sich langsam, ständig zwischen den beiden Alternativen schwankend, aufreiben zu lassen. Als Opfer der eigenen Angst und der eigenen Illusionen. Das ist die einzige Variante, die man, sich selbst zuliebe, wirklich ausschließen sollte.

Vollkommen anders ist es mit der bewussten Entscheidung für den Tod. Es gibt Menschen, die wählen diesen Weg selbst bei einer weit »harmloseren« Diagnose, als meine es war. Peter Noll beschreibt ihn eindrücklich in seinem Buch »Diktate über Sterben und Tod«. Ich hätte einen solchen Weg nicht gehen wollen. Staunend lese ich, wie Herr Noll ganz ähnliche Beobachtungen macht, ganz ähnliche Erkenntnisse gewinnt – und einen vollkommen anderen Schluss daraus zieht. Es liegt mir denkbar fern, das werten zu wollen. Ganz offensichtlich ist mir diese Entscheidung für den Tod einfach wesensfremd. Und trotzdem habe ich größten Respekt davor. An jeder einzelnen Zeile erkennt man, dass der Autor selbstbestimmt gelebt hat und ebenso gestorben ist. Auch er ist eben nicht in die Opferrolle gefallen. Oder hat sich zumindest sofort wieder daraus befreit. Das ist eine enorme Leistung.

Mein Buch ist ein anderes. Mein Leben ist ein anderes. Dennoch lese ich solche Berichte mit größter Aufmerksamkeit. Eine echte Entscheidung fürs Leben kann nur derjenige treffen, der sich genauso mit der Alternative auseinandergesetzt hat. Auch mit einem »Natürlich – das Leben!« huscht man nur über den kritischen Punkt hinweg. Und diese Schnelligkeit holt einen bald auf grausame Weise ein. Ich muss wissen, was ich ausschließe. Nur dann ist meine Entscheidung tragfähig.

Ihnen wünsche ich viel Kraft für Ihre persönliche Entscheidung und für alles, was aus ihr folgt.

Nachwort: Es klafft eine Kluft
Plädoyer für eine Integrative Onkologie

In den Grundlagenforschungslabors dieser Welt wird seit einem dreiviertel Jahrhundert zu Ursachen, Entstehung, Prävention und Therapien der Krebserkrankung intensiv geforscht. Definitive Heilung bietet oft die Chirurgie. Das ungelöste Problem ist die Metastasierung. Der finanzielle Aufwand in unzählbaren Milliarden Dollar und das intellektuelle Engagement ganzer Forschergenerationen haben in den fast sieben Jahrzehnten seit dem Zweiten Weltkrieg keinen Durchbruch in der Heilung dieser »Geißel der Menschheit« erzielen können. Wohl gibt es bedeutende Fortschritte in der Heilung kindlicher Leukämien, Lymphomen oder von Hodentumoren mit Chemotherapie. Brustkrebs, sofern er früh genug erkannt wird, gilt heute auch als heilbar. Darmkrebs, früh genug erkannt, gilt nach chirurgischer Resektion als gebannt. Krebsfrüherkennung verbessert laufend die Lebenserwartung oder Heilbarkeit. Das Arsenal der etablierten klassischen Therapien verbessert bei den meisten Krebsarten die Prognose, moderne Schmerztherapie nimmt der Erkrankung ihren Schrecken, die Strahlentherapie erweist sich vielfach als hochwirksam zumindest im Zurückdrängen von Tumorherden. Zu erwähnen ist auch die »zielgerichtete Therapie« (Targeted Therapy), da die neuen Wirkstoffe in Prozesse eingreifen, die in größerem Ausmaß nur in Krebszellen ablaufen, versprechen sie im Vergleich zur Chemotherapie eine verbesserte Wirkung und geringere Nebenwirkungen auf gesunde Körperzellen.

Doch es klafft eine Kluft: Die Grundlagenforscher dieser Welt sind längst wesentlich weiter als die klinische Realität der praktizierten Onkologie. Diese multidisziplinäre Forschung umspannt so unterschiedliche Dimensionen wie die Erforschung des Immunsystems, die Molekularbiologie und Genetik, die Umweltmedizin und Ernährung, die Sportwissenschaften und Psychologie, in diesem Falle insbesondere die Psychoneuroimmunologie – die Wissenschaft der Verbindung zwischen Gehirn und Immunsystem. Welche Bedeutung hat unsere geistig-seelische Verfassung, unsere Überzeugung gesund werden zu wollen und zu können für die Heilung? Aber auch die Dimensionen der Pflanzenheilkunde, der Erfahrungsheilkunde und der unzähligen Methoden der Naturheilkunde müssen an dieser Stelle unbedingt genannt werden. Der oft jahrtausendealte Erfahrungsschatz der Menschheit in der Ethnomedizin, Botanik oder Religion wird ebenso weltweit intensiv beforscht: Welche Rolle können alle diese Gebiete bei der Heilung spielen?

Warum spreche ich von einer Kluft? Weil all diese Gebiete zeigen medizinhistorisch und in Zigtausenden von »Einzelfällen« sehr vielversprechende neue Wege zur Heilung; die Grundlagenforschung hat weltweit damit begonnen, die biologischen, kulturellen und sozio-psychologischen »Mechanismen« der Heilung nicht nur zu erforschen, sondern auch zu belegen, dass Heilung weit mehr bedeutet, als chemische Mittel zu verabreichen oder mit Strahlen Krebszellen zu beschießen. Aber noch viel zu wenige der Erkenntnisse dieser Forschung finden ihren Weg in den klinischen Alltag! Wo ist die umfassende seelische Betreuung von Tumorpatienten, die mit dem Schock der Diagnose fertigwerden müssen? Welche Nahrung wird den Patienten aus den Großküchen der Kliniken zugemutet? Wer berücksichtigt, dass viele Chemotherapeutika zu bestimmten Zeiten innerhalb von 24 Stunden besser wirken (circadiane Rhythmen) oder unter Beachtung des entzündlichen Tumor-Mikromilieus besser oder schlechter wirken? Wo wird die Hyperthermie zur Verbesserung der Wirksamkeit von Chemo- und Strahlentherapie eingesetzt? Wer klärt die betroffenen Patienten über die enorme positive Wirkung von Sport während den Therapien und in der Nachsorge auf? Wer bespricht und analysiert mit den Patienten ihre Familie, Beruf und persönliche Lebenslust- oder Unlust-Situation um (unbewusste) Heilhindernisse aufzudecken? Wer verschreibt

Massagen oder Akupunktur um Schmerzen zu lindern und das »Chi«, die Lebenskraft, zu stärken? Wer stimuliert das Immunsystem mit dendritischen Zellen? Mit Misteltherapie? Wer verordnet aus dem großartigen Schatz der Pflanzenheilkunde so bekannte Substanzen wie Curcuma oder Magnesium-Citramate um die Tumorentzündung zu reduzieren? Wer leitet Patienten an zu Meditation, Chi-Gong oder Tai-Chi? Diese Liste ließe sich noch sehr viel weiter fortsetzen. Wer setzt all dieses Wissen in der Klinik um?

Es sind die Patienten dieser Welt, die dieses Wissen zunehmend einfordern von ihren Therapeuten und den dahinter wirkenden Institutionen und Industrien. Aber haben die Industrien ein Interesse an dieser Integration? Ja, aber nur für den Fall, dass das Verfahren oder die Substanz(en) patentierbar sind und milliardenschwere Gewinne lukriert werden können. So pfeifen es die Spatzen bereits von den Dächern, dass Erkenntnis und Interesse im postindustriellen Zeitalter der Menschheit längst eine unheilige Kommunion eingegangen sind. Wissenschaft aus Liebe und Suche nach Wahrheit ist längst dem Pragmatismus milliardenschwerer Medizinkonzerne gewichen, die vor allem ihr »Return of Investment – ROI« im Auge haben und der Logik des Zulassungsverfahrens für neue Substanzen und Methoden zufolge auch haben müssen. Die klinische Prüfung, ursprünglich vom Gesetzgeber zum Schutze der Patienten und zum Wirksamkeitsnachweis geplant, ist längst zu einer mächtigen Waffe der Industrie geworden, da nur sie über den langen Atem über zehn Jahre und die benötigte geschätzte Milliarde Dollar zur Zulassung neuer Substanzen und Methoden verfügt. Die Sozialversicherungssysteme dienen folgsam diesem Paradigma und sind so in weiten Bereichen fast zu Handlangern der Industrie geworden.

»Evidence-based Medicine« heißt die heilige Kuh. Die Erfahrungsheilkunde, die Naturheilkunde, die »Einzelfälle« oder »Wunder« der Heilung, die ganzen persönlichen Ressourcen der Patienten haben hier kein Gehör und werden fast systematisch ausgegrenzt. Aber welche kleinere Firma hat diese finanziellen Ressourcen oder die Zeit z. B. die Therapie mit Misteln, Enzymen oder dendritischen Zellen zur Zulassung zu bringen? Wo sind die Advokaten für Psychotherapie oder seelische Hilfe, wo die Mittel für umfassende Ernährungsberatung, für Lebensstiländerung?

Es vollzieht sich – möglich erst durch die weltweite Vernetzung durch das Internet – ein Umdenken, eine Metanoia auf der Seite der Betroffenen. Das hier vorliegende Buch von Sybille Urban ist eine von vielen ermutigenden Demonstrationen dieses Umdenkens. Sie war selbst eine engagierte Begleiterin so vieler an Krebs erkrankter Menschen; in ihrem entschlossenen Werk erinnert sie an den Begriff des »verwundeten Heilers«, the wounded healer. Sie ist jetzt zur wirklichen Expertin geworden. Als tief Betroffene verfügt sie über ein Gespür, sucht und findet die so unbedingt wichtigen gemeinsamen Nenner einer möglichen Heilung. Sie traut ihrer Intuition, ihrem Bauch und ihrem Herzen und lässt sie entscheiden, welche Wege zur Heilung für sie am aussichtsreichsten scheinen. Natürlich muss dies unbedingt die Meinung erfahrener Onkologen mit einschließen, da kein Patient alleine entscheiden sollte oder kann, welche der Therapieoptionen in einem jeweiligen Stadium der Krebserkrankung sinnvoll und wissenschaftlich belegt sind. Aber es gilt, zweite, dritte und vierte Meinungen einzuholen. Oft ist der erwartete »Gewinn« einer Therapie eine nur vorübergehende Reduktion von Tumorlast auf Kosten der Lebensqualität. Oder die Therapie wirkt gar nicht und wertvolle Zeit wurde verloren, das Immunsystem weiter geschwächt.

Es ist gut belegt und unstrittig, dass die aktive Auseinandersetzung mit einer Erkrankung die Prognose entscheidend verbessern kann. Die Autonomie des Menschen, seine aktive Suche und der unbedingte Wille zu überleben sind die unabdingbare Basis jeder Heilung. Welcher Onkologe besitzt das Recht, dem Patienten diese Autonomie und Hoffnung abzusprechen? Das Urteil: »Sie sind unheilbar krank« fährt ein wie ein Stachel in den Menschen und behindert und zerstört unbestreitbar die große Kraft des Glaubens, des Gebetes oder der Meditation, sie bricht wortwörtlich die Lebenslust. Daher sieht sich der (neu) an Krebs erkrankte Mensch vor der paradoxen Herausforderung, angesichts der Diagnose die Liebe zu sich selbst, Freude und Zuversicht wiederzufinden, Kräfte, die sich unmittelbar auf sein Immunsystem und seinen Heilungsprozess auswirken, ja ihn erst bewirken. Zerstören wir nicht durch unbedachte Worte, durch brutales Absprechen der Chancen diese Neuentdeckung, das Wiederfinden der Liebe der Menschen zu sich selbst: Wer diese findet und lebt, hat sich selbst geheilt.

Ich schreibe diese Zeilen als Arzt, der seit mehr als 20 Jahren Wege zu einer Integrativen Onkologie sucht und beschreitet. Meine wichtigsten Lehrer in dieser Zeit waren meine Patienten, die mir immer wieder bewiesen, es gibt mehr Möglichkeiten, und mich nach Erweiterungen und Umsetzung neuer, auch unkonventioneller Therapieverfahren suchen ließen. Ganzheitsmedizin – Schulmedizin, ich finde diese Unterteilung schrecklich. Nach meiner Auffassung gibt es nur gute und schlechte Medizin und am Ende zählt: Wer heilt, hat recht. Hüten müssen wir uns vor den »true believers«, den Ärzten, die zu überzeugt sind von der von ihnen vertretenen Therapierichtung. Mein klinischer Lehrer am MSKCC Krebsforschungsinstitut in New York Anfang der 1990er-Jahre, Prof. Lloyd Old, sagte mir einmal: »The good scientist tries to prove himself wrong«, der gute Wissenschaftler versucht, sich selbst zu widerlegen. Eine selbstkritische Skepsis und Reflexion sind vonnöten. Wie würde ich mich selber behandelt wissen wollen? Was würde ich mir selbst anstelle des mir gegenübersitzenden oder -liegenden Patienten vom Arzt wünschen und von ihm brauchen?

Sybille Urban kam zu mir, nachdem eine vorangegangene Chemotherapie ihr zwar ihre schönen Haare geraubt hatte, der Krebs aber förmlich explodiert war. Eine sogenannte Lymphangiosis carcinomatosa, eine großflächige Absiedlung von Krebszellen unter der Haut des Brustkorbes, drohte überhandzunehmen, eine gefährliche Situation. Von einem befreundeten Hyperthermiegerätehersteller wusste ich um meinen Kollegen Dr. Markus Notter aus der Schweiz, der mit der Kombination aus Strahlentherapie und Oberflächenhyperthermie beachtliche Erfolge sogar bei »ausbestrahlten« Patienten erzielen konnte, Menschen, die bereits die maximal mögliche Strahlendosis erhalten hatten. Die Überweisung erwies sich als goldrichtig: Die Kombination aus Hyperthermie und Strahlentherapie wirkte sofort und zunächst war die Gefahr gebannt.

Die Therapie ist aber noch nicht abgeschlossen; während ich diese Zeilen schreibe, planen wir zwei weitere, vielversprechende Therapien: zunächst den Einsatz von Stoffen, die die Neubildung von Blutgefäßen verhindern. Eine vorangegangene Analyse der genetischen Oberflächenmerkmale des Tumormaterials der Patientin, das in einem Paraffinblock aus einer vorherigen Operation zur Analyse zur Verfügung stand, zeigte eine ungewöhnlich hohe Dichte der für die Blutgefäßneubildung erforderlichen, gefährlichen Rezeptoren. Nach Möglichkeit führen wir bei allen Patienten zur individualisierten Therapieplanung diese Analyse durch, sozusagen einen genetischen Fingerabdruck des Tumors. Welche Chemotherapie wirkt am besten, welche Naturstoffe sind am vielversprechendsten?

Die zweite Therapieoption besteht in einer gezielten Immunstimulation mit sogenannten dendritischen Zellen (DC). Hierfür werden aus dem Blut der Patientin in einem Speziallabor definierte Abwehrzellen gezüchtet, die nach Vermehrung auf mehrere Millionen nach einer Woche der Patientin zurückgeimpft werden. Für die Entdeckung der dendritischen Zellen wurde 2011 der Medizin-Nobelpreis verliehen.

Es klafft eine Kluft. Auf der einen Seite der ernüchternde, oft hektische klinische Alltag von Ärzten, die zu wenig Zeit für ihre Patienten aufbringen können, der von vielen Patienten sogar als unmenschlich beschrieben wird. Natürlich gibt es unzählige Ausnahmen von Kollegen und Kliniken, die zunehmend versuchen, eine »menschlichere« Onkologie zu betreiben, naturheilkundliche Therapien zu integrieren. Aber es sind noch viel zu wenige, die neue Wege gehen. Auf der anderen Seite stehen die wirklich riesigen ungehobenen Schätze der Erforschung neuer Natursubstanzen, der Integration der geistig-seelischen Dimension in die Erforschung und Realisierung von Heilung, von all den Dimensionen, die ich oben kurz skizziert habe. Es geht um die Entwicklung einer gelebten Integrativen Onkologie, die die Brücke schlägt zwischen High-tech-Wissenschaft und Naturheilkunde, zwischen klinisch randomisierten Studien und der Erfahrungsheilkunde. Die Brücke ist geschlagen, noch bevölkern weitaus mehr Patienten als Ärzte und Wissenschaftler diese Brücke.

Ich wünsche allen Patienten und allen Kollegen aus Klinik und Wissenschaft mehr Patienten wie Sybille Urban. Sie fordern uns heraus, unseren Horizont ständig zu erweitern, und lassen uns teilhaben an dem »Wunder Heilung«, wie es der selbst an Krebs erkrankte Wiener Wissenschaftsjournalist Kurt Langbein in seinem neuesten gleichnamigen Fernsehfilm formulierte. Heilung erfolgt immer auf allen Ebenen des Menschseins, körperlich, seelisch und geistig. Sybille Urban ist fest entschlossen, zu leben: Dies ist der wichtigste Impuls und die Grundlage der Heilung. Gemeinsam mit Patienten wie Sybille Urban werden Ärzte und Wissenschaftler auf der ganzen Welt die Kluft überbrücken und neue Wege beschreiten, die das Immunsystem und den Geist des Menschen in den Mittelpunkt aller Bemühungen zur Heilung der Krebskrankheit stellen.

Dr. Ralf Kleef
Wien, 12. Januar 2013

Danksagung

Mein Dank gilt denen, die mich dabei unterstützt haben, dieses Buch zu schreiben, mich immer wieder motiviert und mir mit Rat und Tat beigestanden haben.

Ich bedanke mich bei Wolfgang für alles, was er mir gegeben hat, und für das, was ich an seiner Seite gelernt habe.

Ich danke Dr. H. für seine kompetente und liebevolle Betreuung und seine Menschlichkeit.

Ein besonderer Dank gilt der Techniker Krankenkasse und ihren Mitarbeitern, die immer ein »offenes Ohr« hatten. Die Kasse hat – im Rahmen ihrer Möglichkeiten – alles mitgetragen und damit einiges an Therapien ermöglicht.

Prof. B. danke ich für die gentechnische Untersuchung und die eingehende Beratung. Die daraus resultierenden Erkenntnisse waren überaus wertvoll für die weiteren Therapien.

Dr. Kleef und Dr. Notter danke ich für die hilfreichen Therapien und ihr überaus menschliches Engagement.

Ich danke allen Menschen, die an mich glauben und mich unterstützen. Ich danke auch den Menschen, deren Erwartungen ich nicht erfüllen konnte.

Mein Dank gilt allen, die an meinem Schicksal Anteil genommen haben und mir, in welcher Form auch immer, auf meinem Weg beistehen.

Meine umfangreichen Erlebnisse, welche ich in den vergangenen zweieinhalb Jahren auf meiner »Reise« als Krebspatient sammeln durfte, veranlassen mich dazu, mein neues Leben künftig wieder der Heilarbeit und Förderung finanziell benachteiligter Patienten zu widmen. In einer kleinen, sehr persönlichen »Heiloase« im schönen Tegernseer Tal gebe ich mein Wissen und meine Erfahrungen auf dem Weg zur Heilung an alle Interessierten weiter.